改訂新版

もっと願いをかなえる乳房再建

自分の幹細胞を用いたCALで実現する
柔らかく自然な乳房

医学博士
形成外科専門医
辻 直子 Naoko Tsuji

現代書林

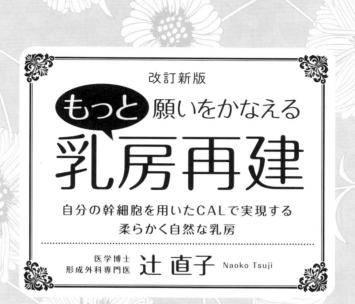

本書は、２０１２年に弊社より刊行された
『願いをかなえる乳房再建』の改訂版です。

はじめに

乳がんにかかる日本女性は、年々増え続けており、今や、その割合は11人に一人といわれています。患者数でいえば、毎年約5万人以上が新たに乳がんと診断されているという統計もあります。

この本を手に取られた方も、ご本人、あるいは身内や親しい友人が乳がんにかかり、これから手術を受けることになっている、または、すでに手術を受けたという状況にあるのではないでしょうか。

乳房は女性の象徴、そして、女性のアイデンティティー（自分が自分であるという認識）にも深く関わっています。できれば乳房を残したいというのは、乳がんになった方の当然の願いです。

しかし、たとえ「乳房温存術」であっても、切除の範囲が大きければ乳房の変形は避けられません。乳がんの治療を終えた後も、患者さんは長い人生を歩まなければならないのです。その中で、乳房を失ったショックや悲しみ、形の変わった乳房を見るつらさや不都合に悩む人は少なくありません。

そうした手術によって失われた乳房や変形した乳房を、形成外科の技術によって新しくつくる……それが「乳房再建（術）」です。納得のいく乳房を取り戻すことによって、患者さんは自信を回復し、前向きな人生を歩むきっかけができるのです。

日本で乳房再建が行われるようになってから、30年あまり（日本初の乳房再建は１９７０年代）。乳房再建が、患者さんの傷ついた体と心を回復させる可能性が徐々に知られるようになってきました。

その一方で、いまだに乳房再建があることすら知らない人も少なくありません。また、外科医や乳腺外科医から再建術のすすめやアドバイスを得られないため、再建をあきらめてしまっているケースも多々あるようです。

しかし、本当の乳がん治療は、再建されて初めて完結するのではないでしょうか。

私は高度美容外科クリニックで院長を務めています。具体的には、患者さん自身の脂肪由来の「幹細胞」を用いる「ＣＡＬ《キャル》（Cell-Assisted Lipotransfer）組織増大術」という脂肪注入手術（以下、ＣＡＬ）を活用した方法で乳房再建の治療を行っています。ＣＡＬは、患者さんの脂肪から抽出した「幹細胞」を加えた脂肪を損なわれた部分に注入する方法です。ＣＡＬは、東京大学医学部形成外科と当院が共同開発し、臨床研究を経て実用化された信頼性の高い最新技術です（ＣＡＬについては、ＰＡＲＴ３で詳しくご説明しています）。

乳房再建には現在、自家組織移植（自分の体の一部を移植する方法）と乳房インプラント（人工物を胸に入れる方法）、ＣＡＬ組織増大術、それらの併用があり、それぞれメリット、デメリットがあります。医師も、手術法や患者さんの状態などに合わせて、どの再建法が良いかアドバイスしますが、最終的に選ぶのは患者さん自身です。

乳房再建は、手術後の状態や治療の状況、健康なときの乳房の大きさや形、患者さんの望む治療期間や費用などによって、適した方法は違ってきます。そこで私は、乳がん治療に始まって、その延長線上にある乳房再建の方法など、みなさんが今、必要としている基本的な情報をこの本に記しました。

本書が、患者さんご自身が納得できる再建法を選ぶ一助になれば、幸いです。

２０１６年９月

医学博士・形成外科専門医　辻 直子

contents

PART 2

失った乳房と当たり前の日常生活を取り戻す「乳房再建」

PART 3

自分の脂肪と幹細胞を使う「CAL組織増大術」
―再生医療を用いた新しい乳房再建術―

CALの症例集

Q&A 乳房再建の疑問にお答えします！

PROLOGUE

患者さんの気持ちに寄り添う「乳房再建」を目指して

乳房は女性のアイデンティティーの象徴

もし、乳がんになってしまったら……

乳がんは、早期発見して治療をすれば、10年生存率は80～90％と比較的治りやすいがんのひとつです。ところが、初期にはほとんど自覚症状がないため、乳がんの早期発見には、日ごろから自分で乳房を触診する自己検診や、自治体が行っている乳がん検診を定期的に受けることが、何より大切です。

乳がんと診断された場合に行われる手術は、「乳房温存術（乳房部分切除術）」と「乳房切除術（全摘手術）」とに大別されます。

最近は、できるだけ切除範囲を小さくし、乳房を残す「乳房温存術」が全体のおよそ59％になっています。けれども、たとえ「温存」ではあっても、女性の象徴である乳房にメスを入れざるを得なくなったとき、誰もが大きなショックを受けます。

「どうして私が乳がんになるの！」と現実を受け入れられない人、「これからどうすればいいの？」と将来に不安を抱く人もいます。これらは、誰にでも起こりうる心の変化です。中には、乳房を失うことで、女性としてのアイデンティティーまでが失われたかのように思いつめたり、うつ状態になったりする人もいます。

また、前向きに受け入れている人でも、手術後に乳房のない喪失感や、生活上の不自由さを感じることが多いのです。

「がんが治れば、それでいいじゃない」といわれるけれど……

乳房をきれいに残したいという患者さんの願いをかなえるため、「乳房再建」は発達してきました。これは、手術によって失われたり変形した乳房を、形成外科の技術によって新しくつくる方法です。

乳がん治療の先進国アメリカでは、かなり以前から「乳がん治療は再建されて初めて終わる」という考え方が定着しています。

しかし日本ではまだ形成外科のある病院は少なく、患者さんだけでなく、医療従事者でさえも乳房再建の知識が十分ではないこともあります。

また、乳腺外科の医師の中にも、「がんが治れば、それでいいではないか」という考えの人がいたのも事実です。

ところがここ数年で、日本でも乳がん治療の延長線上に乳房再建という選択肢があることが、かなり知られるようになってきました。

乳腺外科医にも、手術後に乳房再建をどう進めるかまでしっかりとイメージして、治療法を考えてくれる医師が増えつつあります。

乳房再建をするかどうかを選択するのは、患者さん自身です。患者さん側も、乳房再建を望む意思をしっかり伝えて、乳房再建を視野に入れた納得のいく治療計画を医師と共に考えていく必要があるのです。

乳房再建をすることを決めた後も、「どこで」「いつ」「どの方法で」再建するか、どの医師にやってもらうか、いくつもの選択をしなければなりません。その際、治療にかかる医療費の問題や、家庭・仕事といった生活環境の問題も、再建方法選択の重要な要素になります。

女性同士だから、乳房再建を望む気持ちがわかる

ここで、私のプロフィールを紹介させてください。

私は医学部の卒業時に、形成外科を選択しました。もともとは、精神科・心療内科な

ど心の治療に興味があったのですが、大学の実習で、手を動かして手術をすることに興味が移りました。

形成外科はジャンルが広くて、頭のてっぺんから足の先まで、表に見える部分すべてが治療対象です。一般の外科は悪いところを切り取ることが主な目的ですが、形成外科は、病気や事故、先天的な原因で失われたり変形したりしたところをきれいに治す、つまり「必要なものをつくる」ことが目的です。それだけに形成外科のほうがポジティブ、かつ、やりがいがあると考えたのです。

その後、東京大学医学部付属病院を皮切りに、複数の病院で形成外科医としての広い知識と経験を積みました。乳房再建を多く手掛けるようになったのは、乳腺外科と乳房再建とのチーム医療を実践している杏林大学医学部付属病院形成外科（波利井清紀主任教授）に入局したことがひとつのきっかけです。

乳房再建は女性ならではのデリケートな分野。心身の喪失感を抱いている患者さんにとっては、女性医師のほうが同性であることから、心を開いて体やプライベートなことも話しやすいし、安心して治療を受けていただけると思います。

実際に初診のときに不安な気持ちでおられた患者さんが、きれいな乳房を再建され、女性として自信を取り戻される姿を見るにつけ、この分野の仕事を選んで良かったなと思います。

２０１１年、波利井教授に推薦されて、現職に就任することになりました。

ここは、主にＣＡＬ組織増大術による乳房再建などを行っているクリニックです。ＣＡＬは、可能性を秘めた再建法として注目されており、私も以前から興味がありました。この新しい分野に従事できるのは、とても嬉しいことです。

乳房再建にできること

乳がんになっても、女性としての人生を謳歌できる

日本で乳がんにかかる人が急増しているのは30代から40代で、ピークは40代後半です。30代前半、中には20代で発症する人もいます。乳房再建を望まれる人は、当院では40代が最も多く、次いで30代です。ただ、乳房再建には年齢制限がありませんので、60代、70代の方でも可能です。

乳房再建をする理由は、人それぞれですが、実際に再建を行った患者さんから、次のような声をいただいています。

＊乳房の喪失感がなくなり、自信を取り戻した
＊術後に変形した乳房がきれいになった
＊補正パッドがいらなくなった
＊肩こりや体のバランスの悪さが解消された
＊家族や友人と温泉に行けるようになった
＊水着や大きくカットの入った洋服を着られるようになった

体の回復だけでなく、これまであきらめていた生活面での夢を再び実現でき、良好なＱＯＬ（Quality of Life＝生活の質）を取り戻せたことが、患者さんの大きな喜びとなっているようです。

ここで、特に印象深かった患者さんをご紹介します。

暗い気持ちから解放され、前向きになれた40代のIさん

Iさんは、皮下乳腺切除術を受けられた40代の方です。乳がんの手術を受けられるまでは、「治療手術を受けられる環境にある自分は幸せなんだ。乳房のない生活も受け入れよう」と考えていたそうです。

しかし、いざ手術を受けた後は、自分の体がいびつに感じられて毎日自分の体を見るたびに気持ちが落ち込んでしまったと言います。そんなときに乳がんの主治医の先生のすすめで来院されました。

乳房再建について詳しく話を聞いたことのなかったIさんに、当院で行っている再建方法だけでなく皮弁やインプラントによる乳房再建の方法も含めて詳しく説明し、Iさんが自分に一番適した乳房再建方法を選択できるようにしました。

Iさんは最終的に、ティッシュエキスパンダー（組織拡張器。以下エキスパンダーと略す）を挿入し、皮膚を十分伸ばした後、インプラントを併用してCALをすることで乳房を再建されました。

またIさんはとても痩せていらっしゃったので、左右のバランスを整えるために健康な方の乳房にもCALをされました。乳房再建をされてからは、暗い気持ちが取り除か

れ、「旅行に行きたい！」「流行の服が着たい！」といった前向きで明るい気持ちを取り戻せたと喜んでおられました。

乳がんの治療が終わって、体が治っても、心が落ち込んだままの方は多くいます。「命が助かったのだから、元の体に戻りたいなんて贅沢だ」と考えたり、健康な方の乳房も乳がんになるかもしれないといった漠然とした恐怖に捕らわれている方もいます。

しかし、乳房再建された後の方々から寄せられるのは、〝気持ちが前向きになった〟〝人生が100％変わった〟という喜びの声や、〝落ち込んだ気持ちを引きずって生きていくよりも、勇気を出して一歩踏み出してほしい〟という励ましの声です。

私は、乳房再建を通して、乳がん術後の方々が明るく希望に満ちた人生を取り戻す手助けができればと思っています。

意志を貫き、女性としての自信を取り戻した40代のFさん

Fさんは、乳房温存術とセンチネルリンパ節生検を受けられた40代主婦の方です。この方は、乳腺の部分切除による陥凹も少なく傷跡もキレイなこともあり、当院に相談に

来られた後に、ご家族に反対されて一度乳房再建を断念されました。

しかし、ホルモン療法も終了した1年後に家族の了承を得てＣＡＬによる乳房再建をされました。

周りの人にとっては、乳房再建手術が必要ないと思っても、Ｆさんにとっては、日々胸の凹みが気になり、お子さんの合宿等でもお風呂で見られないようにと必死の思いだったそうです。ご自身でも十分悩んだ末、乳房再建の手術をすることを選択されました。

乳房再建後には「想像以上に嬉しかった。女性の胸の形が、これほど心の力になると思わなかった」とおっしゃっていました。

乳房再建が外科手術である以上、感染等のリスクがつきまといます。ご家族など親しい人ほど心配で乳房再建を反対したくなることもあるかもしれません。

しかし、胸は女性のアイデンティティーの象徴といわれるほど女性にとっては重要な体の一部です。何歳になっても女性として自信をもって生きていきたい。そのためにも胸が必要と思う気持ちを理解して貰える世の中になってほしいと思います。

乳房再建は複数回の手術が必要な場合もあり、長い道のりになります。手術を受けると決断するだけでも患者さん本人にとってすごく勇気の必要なことです。ご家族や周りの方々には、患者さんの女性としての気持ちを理解していただき、長い道のりを乗り越える手助けをして貰いたいと願っています。

知って欲しい、「乳房再建」のこと

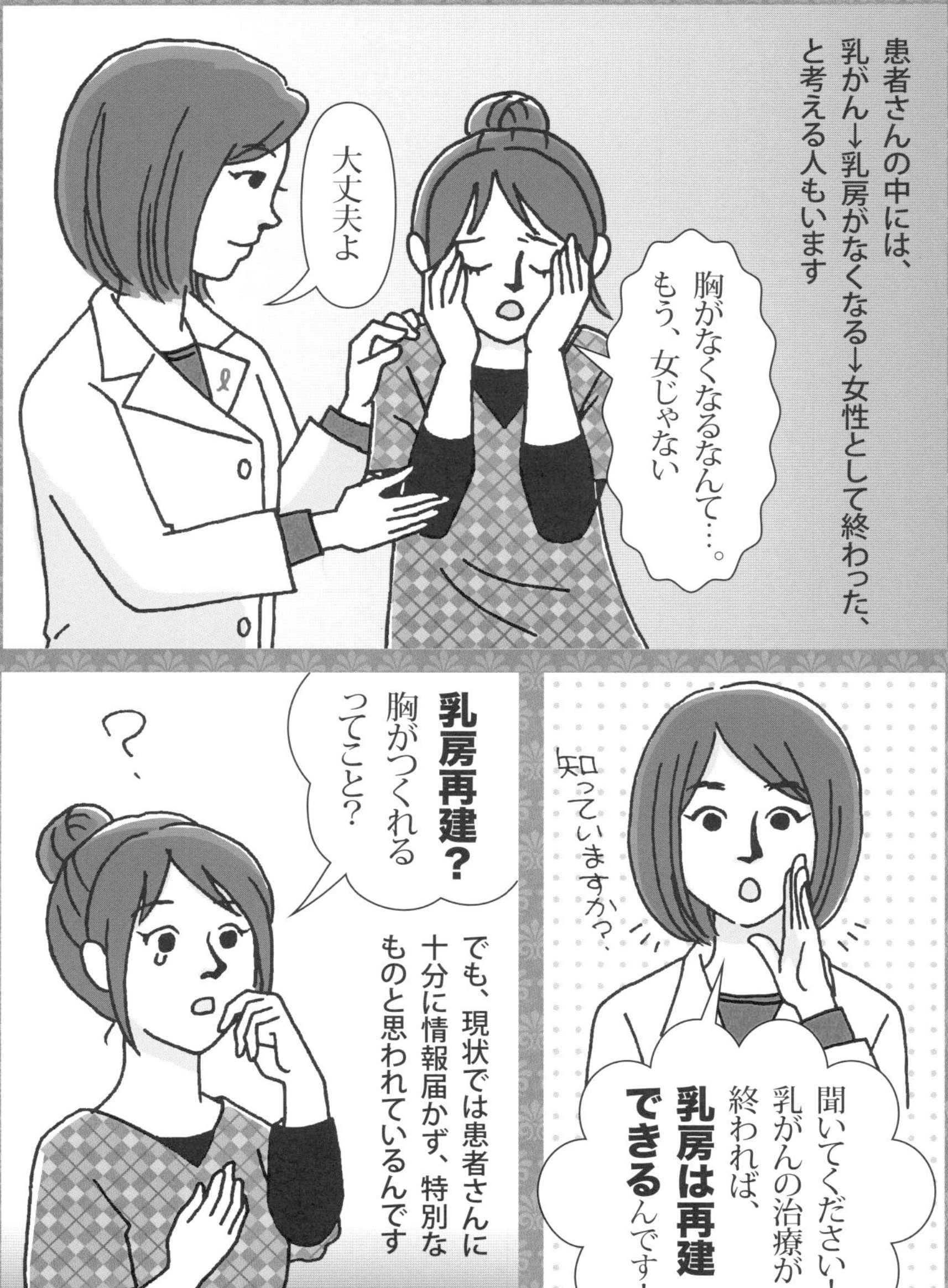

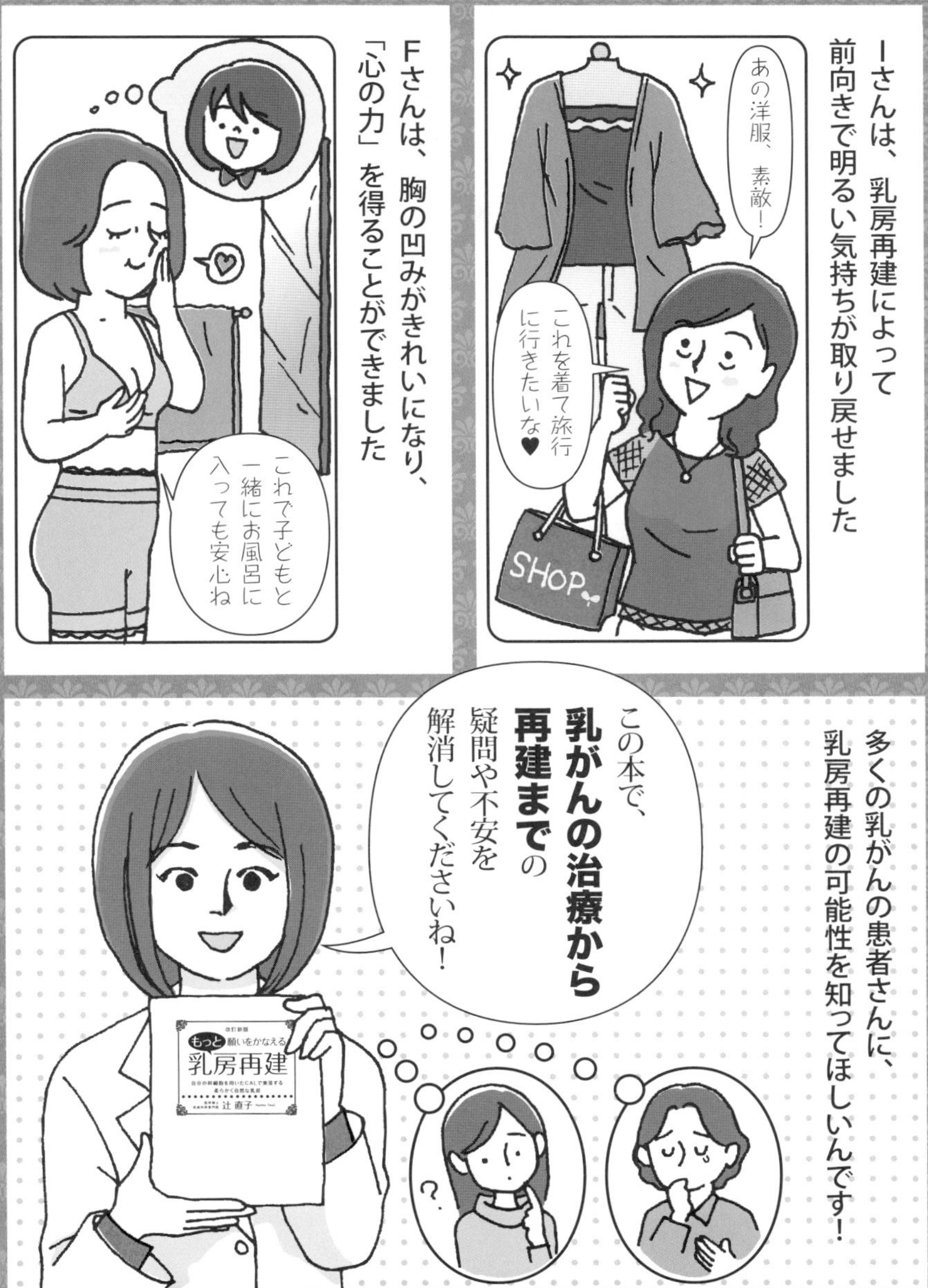
Iさんは、乳房再建によって前向きで明るい気持ちが取り戻せました
あの洋服、素敵！
これを着て旅行に行きたいな♥
SHOP
Fさんは、胸の凹みがきれいになり、「心の力」を得ることができました
これで子どもと一緒にお風呂に入っても安心ね
多くの乳がんの患者さんに、乳房再建の可能性を知ってほしいんです！
この本で、**乳がんの治療から再建まで**の疑問や不安を解消してくださいね！
改訂新版
もっと願いをかなえる
乳房再建
辻 直子

COLUMN

日本でも広がるピンクリボン運動

乳がんの正しい知識を広め、乳がん検診の早期受診を推進することを目的に、ループ状のピンク色のリボンをシンボルとする「ピンクリボン運動」が世界規模で行われています。

この運動は1980年代アメリカで、乳がんで亡くなった患者さんの家族が「こうした悲劇が繰り返されないように」との願いからリボンをつくったことが始まりとされています。日本でも2000年以降に広く認知され、ピンクリボン月間である10月の１日には毎年、東京スカイツリーやレインボーブリッジなどがピンク色にライトアップされます。

また、TBSは2007年５月、乳がんで24歳の生涯を閉じた長島千恵さんのドキュメンタリー『余命一ケ月の花嫁』を放映。これを契機に「ピンクリボンプロジェクト」を立ち上げ、検診キャラバンの全国展開や『余命―』の書籍化・映画化などを実現し、大きな反響を呼びました。

乳がんは早期発見なら、治療で80～90％は治る病気です。乳がん検診を定期的に受けるほか、自己検診をときどき行いましょう。問題が見つかったら、治療経験が豊富で、専門スタッフの揃った医療機関を早めに受診することをおすすめします。

PART 1

人ごとではない、
発症率の高い乳がんと
その治療法

治療を受ける前に知っておきたい乳がんの知識

乳がんって、どんな「がん」?

　そもそもがんは、細胞の核の中にある遺伝子（DNA）が傷つくことによって起こる病気です。正常な細胞は分裂によって新旧が入れ替わり、古くなったものは自然に消滅しますが、がん細胞は必要がないのに細胞分裂をくり返して増殖を続けます。がん細胞が増殖すると、発生した臓器やその周囲の組織などに障害を与え、さらに血液やリンパ液の流れに乗って離れた臓器にも転移します。

　多数あるがんの中でも、乳がんは、乳房の中に広がる「乳腺」に発生するがんです。乳房にできるので女性の病気とされていますが、まれに男性もかかることがあります。

乳腺は、乳頭（乳首）を中心に放射状に15～20本ほど広がっていて、その周囲の大部分は脂肪組織で覆われています。それぞれの乳腺は、乳汁（母乳）をつくる「小葉」とそれを乳頭に運ぶ「乳管」でできています。

乳がんのほとんどはこの乳管に発生し、「乳管がん」と呼ばれます。また、小葉に発

図① 乳がんの発生と進展

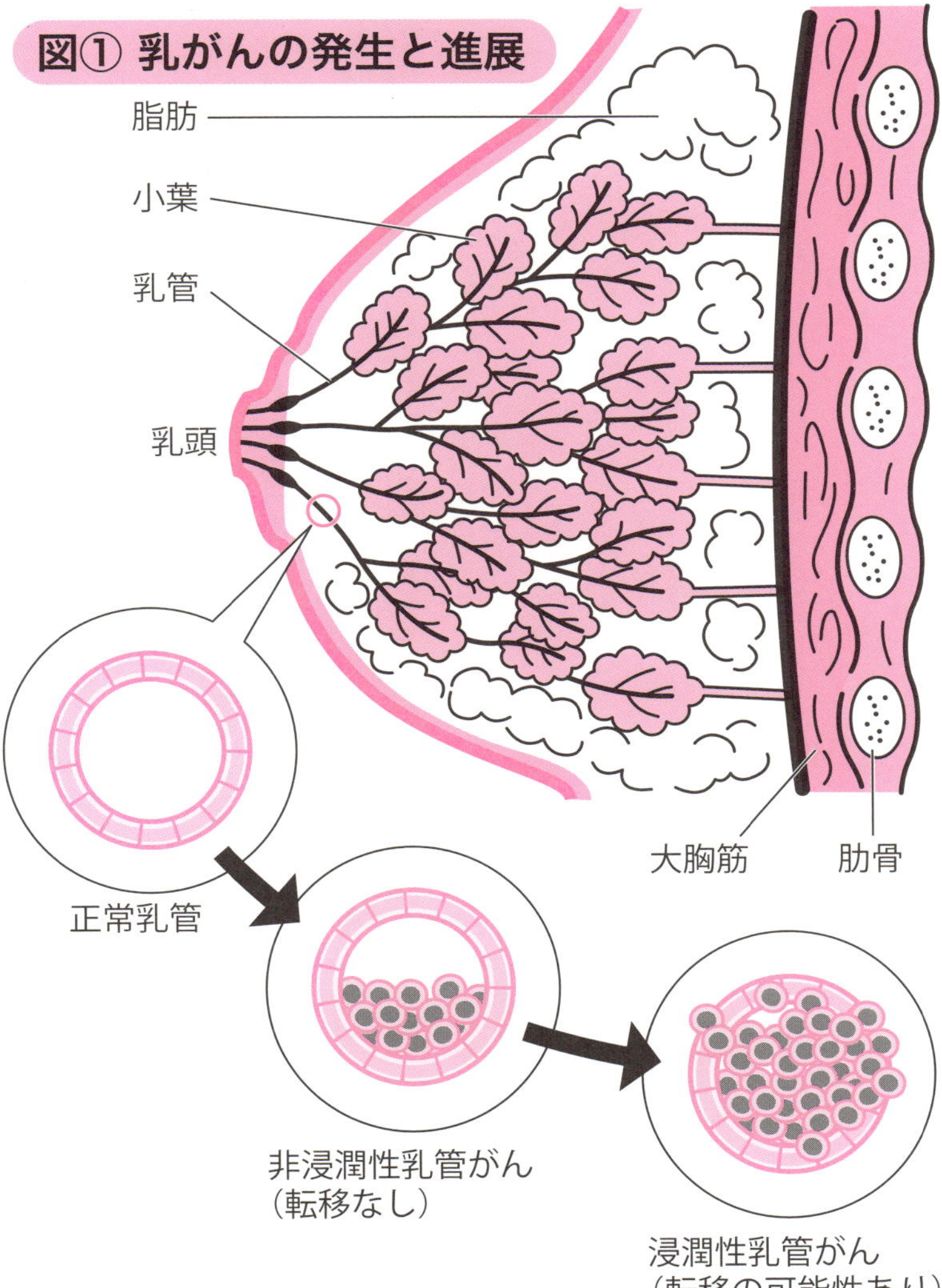

生する乳がんも5~10%くらいあり、「小葉がん」と呼ばれます。

そのほか、乳がんは、がん細胞の進展によっても、大きく2タイプに分けられます。ひとつは、がん細胞が乳管内、あるいは小葉内に留まっているタイプで「非浸潤がん」といいます。もうひとつは、がん細胞が乳管の一番外側の膜を破って周りの脂肪組織などに広がっていくタイプで「浸潤がん」といいます。

非浸潤がんは、がん細胞が血管、リンパ管、他の臓器などへ転移しないがんです。この段階で発見できれば、周囲の乳腺組織とともに、がんの部分を完全に切除することで完治します。ただし、がんの広がり方によっては乳房全体を切除する場合もあります。

浸潤がんは、がん細胞が分裂をしながら大きくなり、さらにリンパ液や血液の流れに乗って他の臓器へと転移する可能性があります。

しかし、非浸潤がんだけでなく、浸潤がんも早期に発見して治療すれば、治る確率は高くなります。

手術でがんとその周囲の乳腺組織を切除した後は、がんの性質に合わせて薬物療法、放射線治療などが行われます（治療についてはＰＡＲＴ１参照）。

もうひとつ、乳がんで覚えておいてほしい点は、近年、「乳がんは全身病」ととらえる考え方が広がっていることです。浸潤がんが発見された時点で、がん細胞は全身に広がっている可能性もあるというものです。ですから、乳がんは手術のほか、薬物療法、放射線治療など他の治療法と組み合わせて、徹底してがんを根絶する必要があります。それが、乳がんの再発・転移を防ぎ、生存率を高めるために不可欠なのです。

乳がんの罹患率は今や11人に一人

日本では、毎年約5万人をはるかに超えた人が新たに乳がんにかかっています。10年前まで一生のうち乳がんにかかる人は20人に一人といわれていたのが、今や、ほぼ11人に一人という罹患率になっています。

年代別では、乳がんは40～50代に最も多く発症します。しかし、あらゆる年代に乳がんは増えています。ですから、「若いから安心」とか、「高齢だから大丈夫」といってはいられません。乳がんは、決して「人ごとではない病気」なのです。

乳がんは早く発見し治療すれば、80～90％以上の割合で治癒できます。そのため、早期に発見することが何より大切です。

早期発見のためには、定期検診が重要ですが、日本の乳がん検診の受診率は欧米と比

図②-1 部位別のがん罹患率（女性）

［全年齢 2011 年／人口 10 万対］

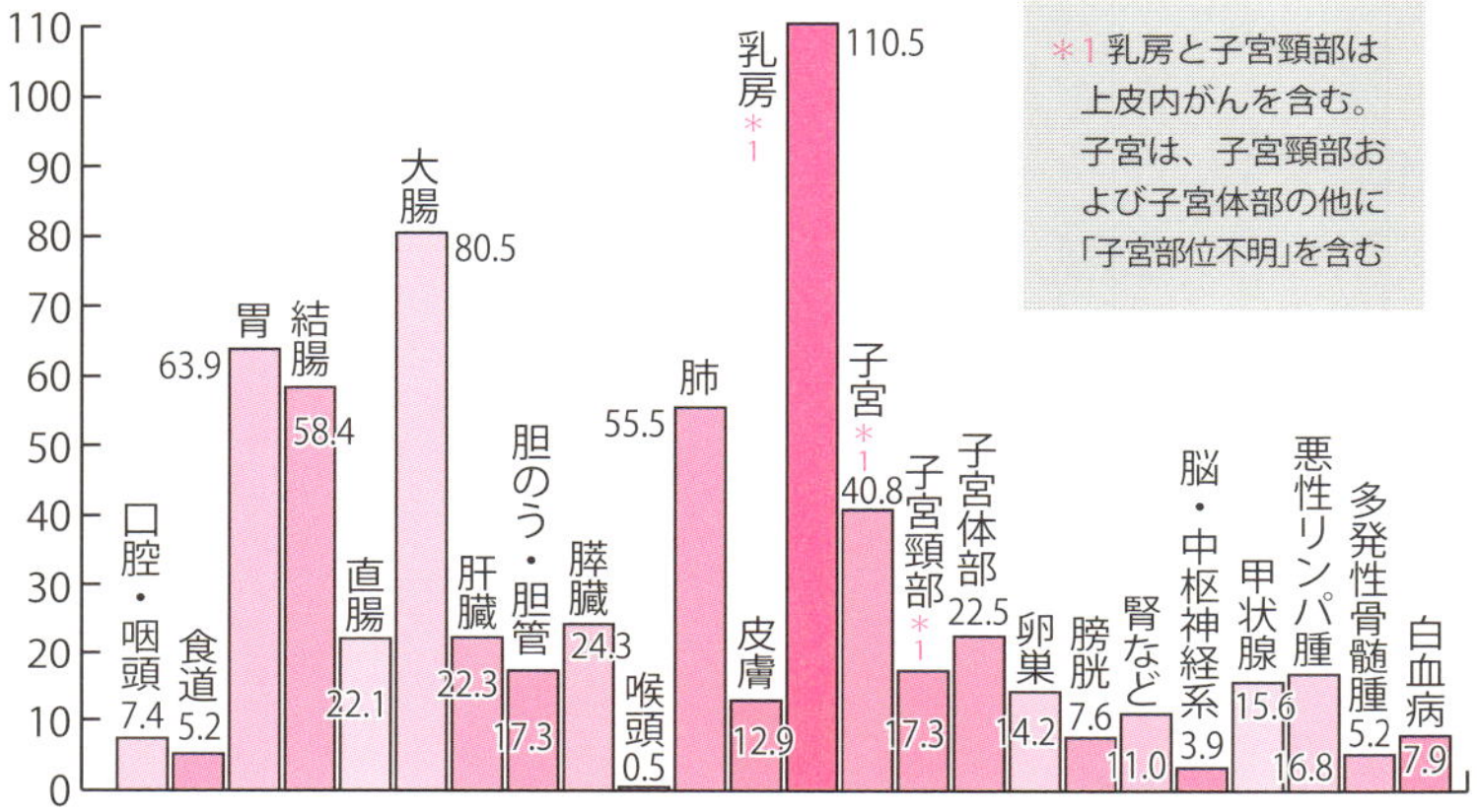

出典：独立行政法人国立がん研究センターがん対策情報センター

図②-2 部位別がん患者5年相対生存率

（主要部位／女 2003 年～2006 年）

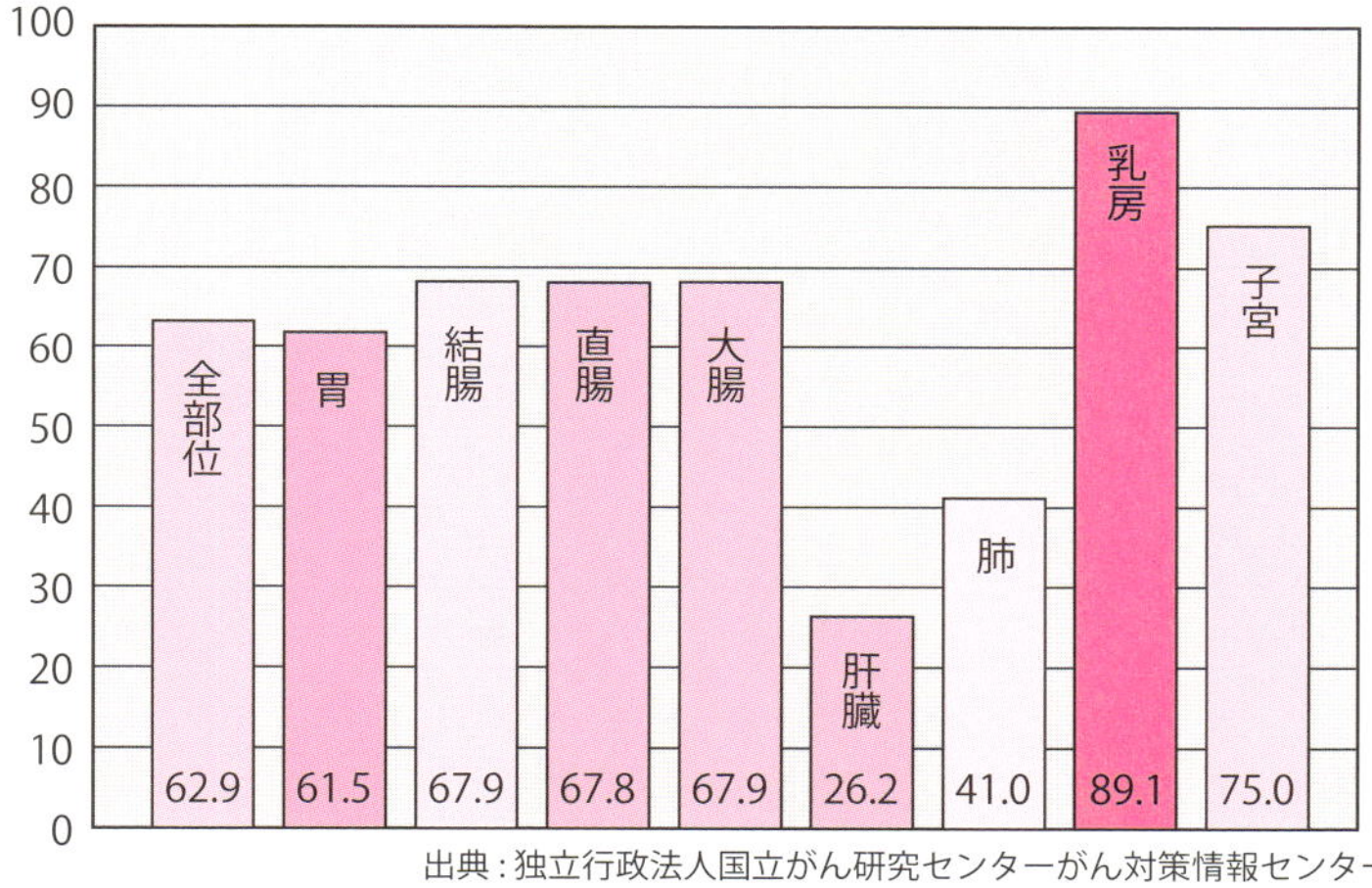

出典：独立行政法人国立がん研究センターがん対策情報センター

べて非常に低く、約30％という現状です。日本でも、女性が乳がんについてもっと関心を持ち、日ごろから自己検診をするとともに、自治体などが行っている乳がん検診を定期的に受けることで、より早期の発見が可能になるでしょう。

自己検診のチェックポイントは、まず、乳房に硬いコリッとしたしこりがあるかどうかです。さらに、乳房のへこみやひきつれ、血液の混じった分泌液、乳頭のただれ、わきの下にあるリンパ節の腫れなどがあれば、乳がんの疑いがあります。

自己検診よりも確実なのは、症状がなくても、自治体が行う検診や人間ドックなどで定期的に医師による検診を受けておくことです。検診では、医師の視診や触診のほか、マンモグラフィー検査、エコー（超音波）検査などが行われます。

乳がんの診断

自己検診、乳がん検診で乳がんが疑われるしこりや石灰化が見つかったら、続いて確定診断のために、詳しい検査が行われます。検査方法には、専門医による「視触診」（乳房にしこりや変形などがないかをチェック。わきの下や首周囲のリンパ節も調べる）を始め、「マンモグラフィー検査」「エコー検査」などの画像検査が行われます。その後、

図③ 乳がん診断の流れ

視診・触診	えくぼ・ひきつれ・非対称・しこり・乳頭陥凹・乳頭分泌
↓	
超音波検査（US） マンモグラフィー（MMG）	腫瘤・石灰化・構造の変化
↓	
生　検	細胞診・針生検（CNB）・マンモトーム生検（MMT）
↓	
MRI・CT	乳がんの広がり診断

針生検でがんの確定診断を行います。

乳がんの進行を示す「ステージ（病期）」

こうして乳がんの診断がつくと、その大きさや広がり、乳房内に点在する微小ながんの有無、わきの下のリンパ節（腋窩リンパ節）への転移の有無などを調べるため、CTやMRIなどの画像検査が行われます。

さらに必要な場合は、遠隔臓器（肺や肝臓など、乳房から離れた場所にある臓器）への転移状況などを調べるために、CT検査や放射性物質を利用する「骨シンチグラフィ検査」を行うこともあります。

これらの術前検査の結果によって、患者さんひとりひとりの「がんのステージ（病期)」が0〜Ⅳ期まで分類され、手術の切除範囲を含めた、今後の治療方針が決定されるのです。

中心的な3つの治療とその流れを理解しよう

全身のがん細胞を攻撃する「薬物療法」

現在、薬物療法は抗がん剤による化学療法、ホルモン剤によるホルモン療法、分子標的薬による分子標的療法の3つに大きく分けられます。それぞれどのような療法なのかを簡単にまとめておきましょう。

〈化学療法/抗がん剤〉

抗がん剤は、分裂や増殖のスピードが速いがん細胞に対して、細胞そのものを損傷させたり、分裂を抑えたりする作用を持つ薬です。一方では、正常な細胞でも増殖や分裂のスピードが速いものを攻撃してしまうというデメリットもあります。そのため、脱毛・吐き気・嘔吐・便秘・下痢・味覚障害・手足のしびれ・むくみ・白血球の減少といった副作用が起こることがあります。

しかし、最近は副作用への対策も進んでおり、普段どおりの生活をしながら通院で治療を受けられるケースがほとんどです。

化学療法は、主に術前・術後の補助的化学療法や、進行・再発乳がんの治療に用いられ、1クール3カ月からとなっています。

〈ホルモン療法〉

乳がんは、女性ホルモンのエストロゲン（卵胞ホルモン）やプロゲステロン（黄体ホルモン）などによって成長し、増殖するという特性を持っています。この特性を利用するのがホルモン療法（内分泌療法）で、女性ホルモンの分泌を抑える薬剤を投与して乳がんの増殖を抑えます。

ホルモン療法にも、抗がん剤ほどではないものの副作用があります。エストロゲンが抑えられるため、ホットフラッシュ(ほてり、のぼせ)、肩こり、気分の落ち込み、イライラなど、更年期障害のような症状が出ることもあります。ホルモン療法は、2～5年

図④ 乳がんの治療

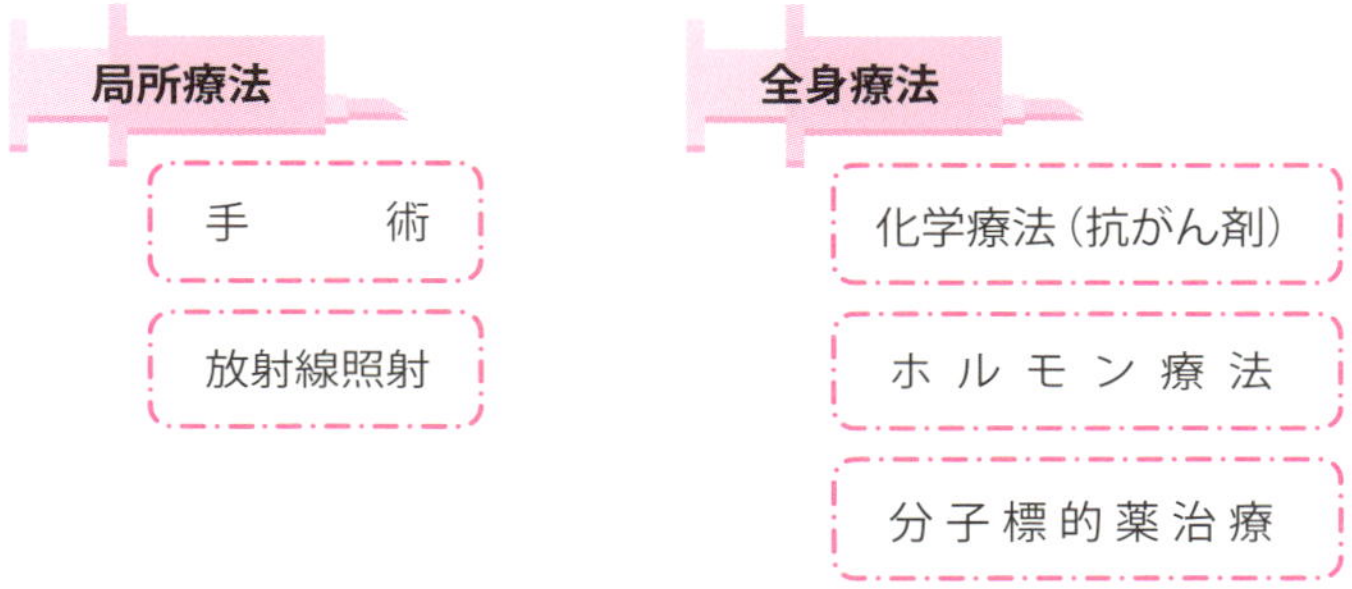

※ ステージや腫瘍の特性に応じて使い分ける
※ 全身療法は手術の前に行うこともある

の間続けられます。

〈分子標的薬治療〉

がん細胞が持つ特別なたんぱく質をねらい打ちして、がんを抑える薬剤を分子標的薬といい、それを用いる治療法が分子標的治療です。

現在、乳がん治療に使われている分子標的薬は、乳がんの細胞の表面にある「ＨＥＲ２たんぱく」を標的とした薬です。ＨＥＲ２たんぱくは、がん細胞の増殖を促す働きがあるため、その働きをブロック（遮断）することによって、がん細胞を抑え込むのです。

局所の再発を防ぐ「放射線治療」

放射線治療は、がん細胞や局所に放射線を照射して、がんの増殖を抑えたり死滅させたりする治療法です。

がん細胞は、正常な細胞に比べて放射線に弱く、そのダメージから回復するのに時間がかかります。その性質を利用して、放射線を毎日少しずつ局所照射することで効率よくがんを死滅させられるのです。

そして乳がんは、放射線治療が効きやすいがんのひとつです。治療は、主に乳房温存術の後に行いますが、乳房切除術の後に行う場合もあります。骨や脳へ遠隔転移した場合にも、放射線治療が行われます。

放射線治療は一般的に手術して退院後に通院で行われ、副作用として皮膚の赤み、組織の硬化・萎縮などの症状が長期間にわたって出ることがあります。

このため、乳房再建をする場合に皮膚の伸展不良や皮弁の萎縮などを起こすことがあります。その結果、再建方法が限られたり、再建後の乳房が変形したりすることがあります。

乳がん治療の基本手術

現在、行われている乳がん手術は、大きく分けて「乳房温存術」と「乳房切除術」の2つに分けられます。

さらに乳房切除術には、切除する範囲によって「胸筋温存乳房切除術」と「皮下乳腺全摘術」、最近はほとんど行われなくなった「胸筋合併乳房切除術（ハルステッド法）」があります。

以下、それぞれの方法について解説しましょう。

〈乳房温存術／放射線治療との併用が一般的〉

乳房温存術は、乳房全体ではなく、がんを含めた乳房の一部を切除する手術で、ステージ（病期）が0期、Ⅰ期、Ⅱ期の早期乳がんに対する標準治療です。日本乳癌学会の全国乳がん患者登録調査報告（２０１１年次）によると、乳がん温存術は現在、乳がん手術のおよそ58・６％を占めています。

１９９０年代、乳房温存術後に放射線治療を組み合わせれば、生存率は乳房切除術と変わらないというデータが出されてから、乳房を残せる乳房温存術への期待が高まり、手術法として増えたようです。

乳房温存術は、乳房内の再発のリスクを高めることなく、患者さんが満足できるきれいな乳房を目指して行われます。乳房温存術の適応基準は、「しこり（乳がん）の直径が３㎝以下」「がんが大きく広がっていない」「多発がん（がんが複数ある状態）でない」「術後の整容性（美しさ）が期待できる」などです。

なお、がんが完全に取り切れて、きれいな乳房を残せると判断した場合は、がんの大きさが３㎝以上でも乳房温存術の対象になりえます。

ただし、たとえば直径３㎝のがんの場合、その周囲の組織も合わせると直径７㎝の範囲を切除することになり、乳房温存といっても想像以上に変形することがあります。術後の変形のために乳房再建を希望される場合、放射線治療の影響があるため再建が難しくなっている場合もあります。

〈乳房切除術／主流は胸筋温存乳房切除術〉

いわゆる全摘といわれる乳房切除術は、「がんが３㎝より大きい」「乳がんが乳腺内に広がっている」「がんが多数あり、同じ乳房内の離れた場所にある」「乳房温存術の後に

図⑤ 乳がんの手術方法

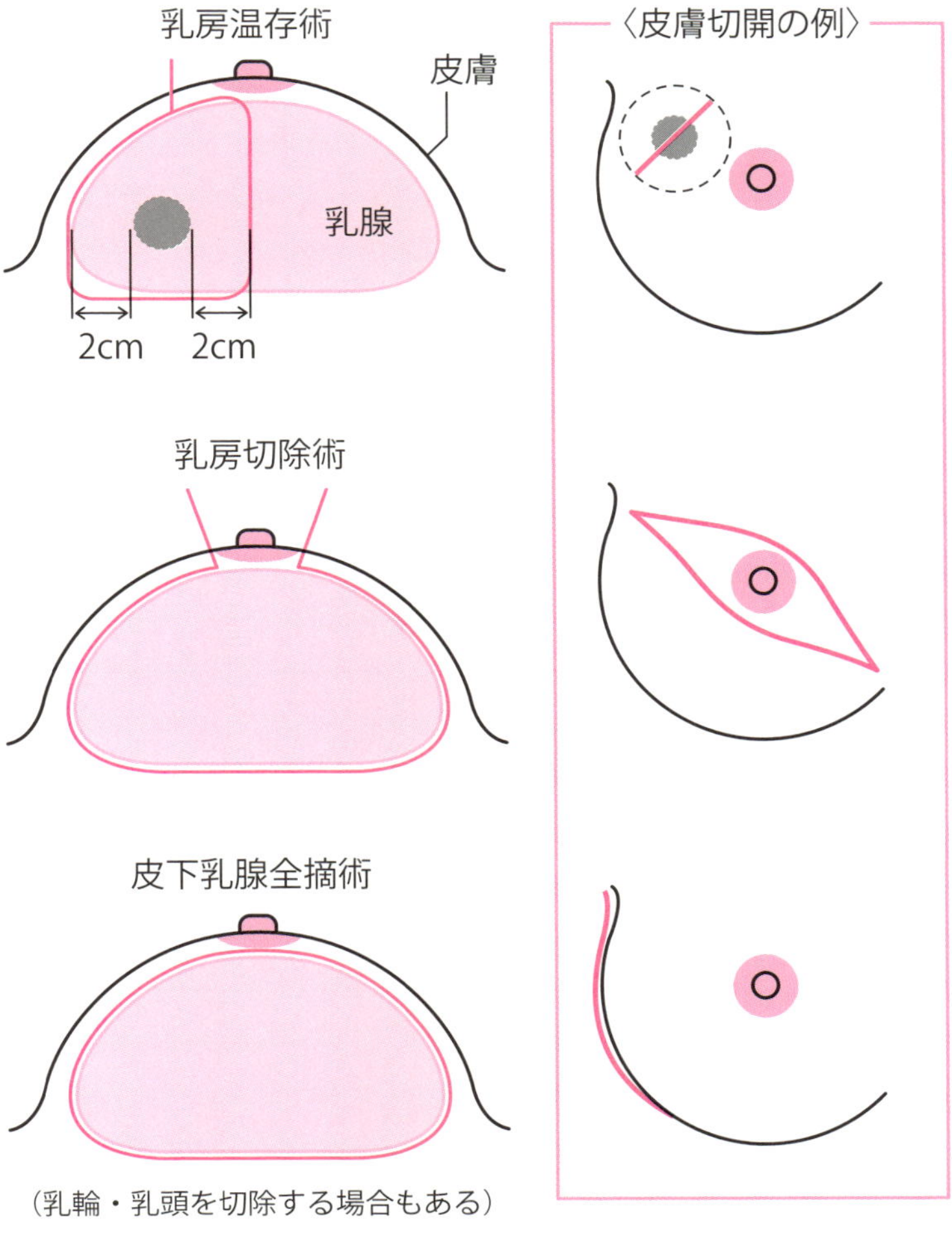

何らかの理由で放射線治療が受けられない」「患者さんの希望」などの場合に適応されます。

乳房切除術の主な術式には、「胸筋温存乳房切除術」と「皮下乳腺全摘術」とがあります。胸筋温存乳房切除術は、乳腺と一部の皮膚を切除し、基本的に大胸筋・小胸筋（胸の筋肉）は取らずに残す方法です。

現在、胸筋温存乳房切除術のほうが普及しており、乳房切除術といえば、こちらを指します。

なお、かつては、乳房全体と大胸筋・小胸筋、わきの下のリンパ節まで切除するハルステッド法という手術法が盛んに行われていました。その後、検査の進歩とともに小さながんを発見できるようになったこともあり、現在では、胸筋温存乳房切除術が標準治療になっています。

皮下乳腺全切除術は乳房の皮膚を残して中の乳腺だけを切除する方法で、乳頭や乳輪を残せるかどうかはがんの進展状況によって決まります。

〈リンパ節郭清〉

乳がんの一部はリンパ節、特に腋窩リンパ節を通って他の部分に転移します。

以前は全例でリンパ節郭清（乳房とわきの下のリンパ節を切除すること）が一般的でしたが、現在は、転移があるかどうかをかなり正確に事前診断できるようになったため、必要な症例のみリンパ節郭清が行われています。転移の可能性が低い場合、「センチネルリンパ節生検」といって、最初にがんが転移すると思われるリンパ節だけを術中に診断し、そこに転移がなければその先のリンパ節郭清は省略します。

再発に備える

乳がんの治療後、一定期間を経てから、乳房や乳房の近くにあるリンパ節、肝臓や脳、骨などに乳がんの病巣が現れることがあります。これが「乳がんの再発・転移」で、再発・転移先がどこであっても、乳がんとしての治療を行います。

乳がんの再発は、手術後2〜3年がピークですが、まれに手術後10年経ってから再発することもあります。

乳房温存術後の局所再発では、再切除と放射線治療、あるいは乳房切除術を行うこと

で再び治癒を目指します。一方、遠隔転移が生じた場合は、治療の目的はがん縮小によ
る症状の緩和、症状の緩和によるＱＯＬ（生活の質）の向上、生存期間の延長などにな
ります。治療は全身治療が中心で、薬物療法や放射線治療が選択されることがほとんど
です。

PART 2

失った乳房と当たり前の日常生活を取り戻す「乳房再建」

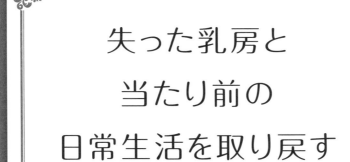

乳房再建の方法は複数あるので、しっかり選びたい

乳房再建の意義

ＰＡＲＴ１で見てきたように、乳がんと診断されると、がんを根治させ、患者さんの命を守ることが最優先され、そのために必要な治療を種々受けることになります。

がんの治療のために必要なこととはいえ、乳房を手術で失ったり、変形が残ったりすることは、女性の患者さんにとって体と心の大きな痛手となります。乳房の喪失感や、「人の目が気になって温泉に入れなくなった」「胸の大きくあいた洋服が着られなくなった」「なくなった胸を見るたびに乳がんのことを思い出してつらい」など、患者さんはそれぞれ切実な悩みを抱えるようになります。

「乳房再建」は、そうした病気によるつらい思いから解放されて、当たり前の日常生活を取り戻したい、そして、きれいな乳房を取り戻したいという、患者さんの願いをかなえるための手術といえます。

乳房再建を行う場合、決めなければならないことが大きく２つあります。ひとつは

「いつ再建するか」という〝時期〟について、2つ目は「どの方法」で再建するかという〝方法〟についてです。

「いつ」——一次（同時）再建と二次（待期）再建

乳房再建は、行うタイミング（時期）を選択することができます。ひとつは、乳がん手術と同時に乳房再建の手術を行う場合、これを「一次（同時）再建」といいます。これに対して、乳がん手術後、しばらく時間をおいてから行うものを「二次（待期）再建」といいます。

一次再建は、乳がん手術と同時に乳房再建をスタートするため、二次再建より手術の回数が1回少なくてすみます。その分、患者さんにとって身体的、経済的な負担が軽くなりますし、乳房の喪失感を感じる期間も短いことになります。

一次再建のデメリットは、患者さんが情報収集したり検討したりする時間が少ないことです。また切除手術の直後で、皮膚の血行や内部の傷の状態が不安定なこともあり、一次再建が難しい場合もあります。

具体的な問題として一次再建では、乳腺外科医ががんを切除し、形成外科医が再建術を行うという連携プレーが必要ですが、今のところ、これを行える医療機関は少ないのが現実です。

次に二次再建は、手術後に体が回復してから、時間的なゆとりのあるときにいつでも再建できるので、再建よりも、まずは乳がんの治療に専念したいという人に向いています。時間のゆとりがあるので、情報収集や検討にも時間をかけられ、医師や医療施設をじっくり選べるということもメリットです。一方、デメリットとしては、手術の回数が1回多くなり、一次再建よりも経済的に負担がかかります。また、再建までは乳房のない状態で生活しなければなりません。

一期再建と二期再建

再建のやり方によって、再建の手術を1回で行う「一期再建」と、エキスパンダーを用いて2回に分けて行う「二期再建」という分け方もあります。

エキスパンダーは再建するときに人工乳房や自家組織を入れる〝皮膚の袋〟をつくるための風船状のもので、その中に生理食塩水を徐々に入れて皮膚を伸ばしていきます。皮膚を十分に伸ばすのに4～6カ月ほどかかりますが、この間にどんな方法でいつ再建

図⑥ 一次（同時）再建、二次（待期）再建の比較

	一期 one-stage ※１回の手術で再建	二期 two-stage ※２段階の手術で再建
一次（同時）再建 Primary reconstruction (immediate)	〈乳房温存術の場合〉 • 自家組織再建（皮弁法） ※主に広背筋皮弁 〈乳房切除術の場合〉 • 自家組織再建（皮弁法） １回でほぼ再建終了 ※ 皮弁の皮膚がパッチワーク状に露出することも • SSM であれば、乳房インプラントを直接挿入して再建可能	〈乳房切除術の場合〉 切除と同時にエキスパンダーを挿入 →２回目の手術で乳房インプラントもしくは自家組織（皮弁）へ入れ替え
二次（待期）再建 secondary reconstruction (delayed)	〈乳房温存術の場合〉 • 自家組織再建（皮弁法） ※ 皮弁の皮膚がパッチワーク状に露出することも 〈乳房切除術の場合〉 • 自家組織再建（皮弁法） ※ 皮弁の皮膚がパッチワーク状に露出する	〈乳房切除術の場合〉 乳房切除後にエキスパンダーを挿入 →２回目の手術で乳房インプラントもしくは自家組織（皮弁）へ入れ替え

するのがよいのか、じっくり検討することができます。

乳房インプラントの場合は、挿入するスペースの確保のためにほとんどが二期再建となります。１回目の手術ではエキスパンダーを挿入し、皮膚が十分に伸びてから２回目の手術で乳房インプラントに入れ替えて完成します。自家組織再建の場合は一期再建も可能ですし、エキスパンダーを用いて二期再建を行えばパッチワーク状の皮弁皮膚が露出せずにすみます。

注：一次・二次、一期・二期という分類は紛らわしいのですが、本書ではこのように定義しています。

「どの方法で」――自家組織再建と乳房インプラント再建の違い

現在、広く知られている再建方法には、「自家組織再建」と「乳房インプラント再建」があります。どの方法を選ぶかは、乳がん手術の種類、術後の補助療法、皮膚と筋肉の状態、乳房の大きさ、乳がん手術後に残っている組織量、反対側の乳房の大きさ・形態などを考慮して決めることになります。

さらに、患者さんの希望や社会的な背景なども考えに入れます。例えば、これから結婚・出産をする可能性の有無や、仕事・家事の都合によって入院は可能か、長期の休みを取れるかといったことから、体型、性格、既往歴（それまでの病気歴）によっても方法は違ってきます。

ここで自家組織再建と乳房インプラント再建の違いについてまとめておきましょう。

自家組織再建は、自分の腹部や背中の組織の一部を胸に移植して乳房をつくることです。移植する組織を「皮弁（皮膚、脂肪、筋肉、血管をつけたままひとかたまりに採取したもの）」といいます。腹部の皮弁を移植する方法を「腹直筋皮弁」といい、背中の皮弁を移植する方法を「広背筋皮弁」といいます。さらに皮弁法には「穿通枝皮弁」という方法もあり、これは筋肉の中から細い血管を抜き出すようにして組織を採取して、移植する方法です。

自家組織再建のうち皮弁法移植以外の方法として、自分の体の脂肪由来の「幹細胞」を使う「ＣＡＬ組織増大術」も注目されています（これらの方法については、後で詳しく解説します）。

いずれの方法でも自家組織再建では、自分の体の組織を移植するため、血行が良くて温かく、柔らかい乳房ができます。さらに、年齢や体型の変化の影響を受け、健側の乳

図⑦ 再建方法の比較

	乳房インプラント	自家組織（皮弁）
保険適応	あり（保険診療）	あり（保険診療）
手術浸襲	少ない（短時間の手術・入院4日間以内）	大きい（長時間の手術・入院約2週間）
新たな傷	なし	皮弁採取部の瘢痕
感染への抵抗性	低い 感染時は抜去の可能性	高い
特有の合併症	破損・露出 被膜拘縮	皮弁の（部分）壊死 ヘルニア（腹直筋皮弁の場合）
共通の合併症	感染、血腫、漿液腫→修正等、再手術の可能性	

房と同じように変化するため、時間が経っても左右差が生じにくいといえます。

これに対して、人工物であるシリコンを使う乳房インプラント再建では、自分の乳房に比べるとやや硬い感触で、揺れたり横に流れたりしません。非常にきれいな胸の形が維持できる反面、加齢と共に左右の乳房の形に違いが出てきてしまう場合があります。

この場合は乳房インプラントを入れ替えたり、健側の乳房を修正することで左右対称に近づけることができます。

自家組織再建では、背中や腹部から皮弁を採取するため、乳房以外の部分にも傷ができてしまいます。また、血管の剥離など細かい操作があるため、手術時間が長くなりますし（腹直筋皮弁の場合7～10時間）、通常2～3週間の入院が必要になり、回復期間も2～3カ月かかります。

それに対して、乳房インプラント再建では、1回目の手術で入れてあるエキスパンダーを取り出し、乳房インプラントと入れ替えるだけなので、傷あとは乳がん手術のときの1カ所より増えません。手術後すぐにきれいな乳房の形ができあがります。また、乳房インプラント再建では、手術時間も1～2時間と短く、入院も1～5日くらい、医療施設によっては日帰りも可能です。大きく切ったりしないので、翌日から歩くこともできます。

自家組織再建の手術は保険適用の場合、入院費込みで30～50万円ぐらいです。２０１３年から、乳房インプラント再建も保険適用となったため、自己負担は減りましたが、エキスパンダー挿入と乳房インプラントの入れ替えの2回の手術が必要となるため、その分の負担が多くなります。ＣＡＬを用いる乳房再建は、現在のところ保険適用ではないため、治療費が70万円前後と、他の方法と比較して高くなります。

乳房再建の方法と流れ

しっかり情報を得て、じっくり選ぶ

乳房再建を行うと決めたら、「いつ」「どの方法で」再建するかを選択しなければなりません。

医師は、まず可能性のある選択肢をすべて提示して、それぞれの術式について詳しく説明します。患者さん一人ひとりの状態や本人の希望なども聞いて、再建方法を決めていきますが、最終的には患者さん自身が決めることになります。患者さん自身もそれぞれの再建方法についてよく理解され、確実な情報を得たうえで、じっくり考えて選択することが大切です。

代表的な再建方法を知っておこう

〈自家組織再建（皮弁法）〉

乳がんで乳房切除術を受け、乳房全体を失った場合、再建するときに必要なのはふくらみです。つまり、手術で取ってしまった乳房のボリュームを補う必要があるのです。

その方法のひとつが、自分の体の組織の一部を胸に移植する「自家組織再建」です。自家組織再建のうち、一般的なのが皮弁法（皮膚、脂肪、筋肉、血管をつけたまま採取し、乳房に移植する方法）で、これには腹部の皮弁を移植する「腹直筋皮弁」と背中の皮弁を移植する「広背筋皮弁」が多く用いられます。さらに最近、注目されている「穿通枝皮弁」という方法があることはすでに述べました。

皮弁法による再建では、腹部の腹直筋や背中の広背筋を含んだ組織が使われます。この移植する自家組織のことを「ドナー」といい、ドナーを採取する部位は「ドナー部」といいます。ドナー部は、脂肪とともに筋肉も必要です。皮弁には血管が筋肉内を通っているので、筋肉を同時に移植することで再建した乳房の血流が安定します。そのため、移植後に乳房の脂肪が壊死するリスクが低く、これまで多くの再建で用いられてきました。しかし、一方では、筋肉を採取するため、再建後に腹筋や背筋の力が弱くなってしまう場合もあります。

図⑧ 腹直筋皮弁

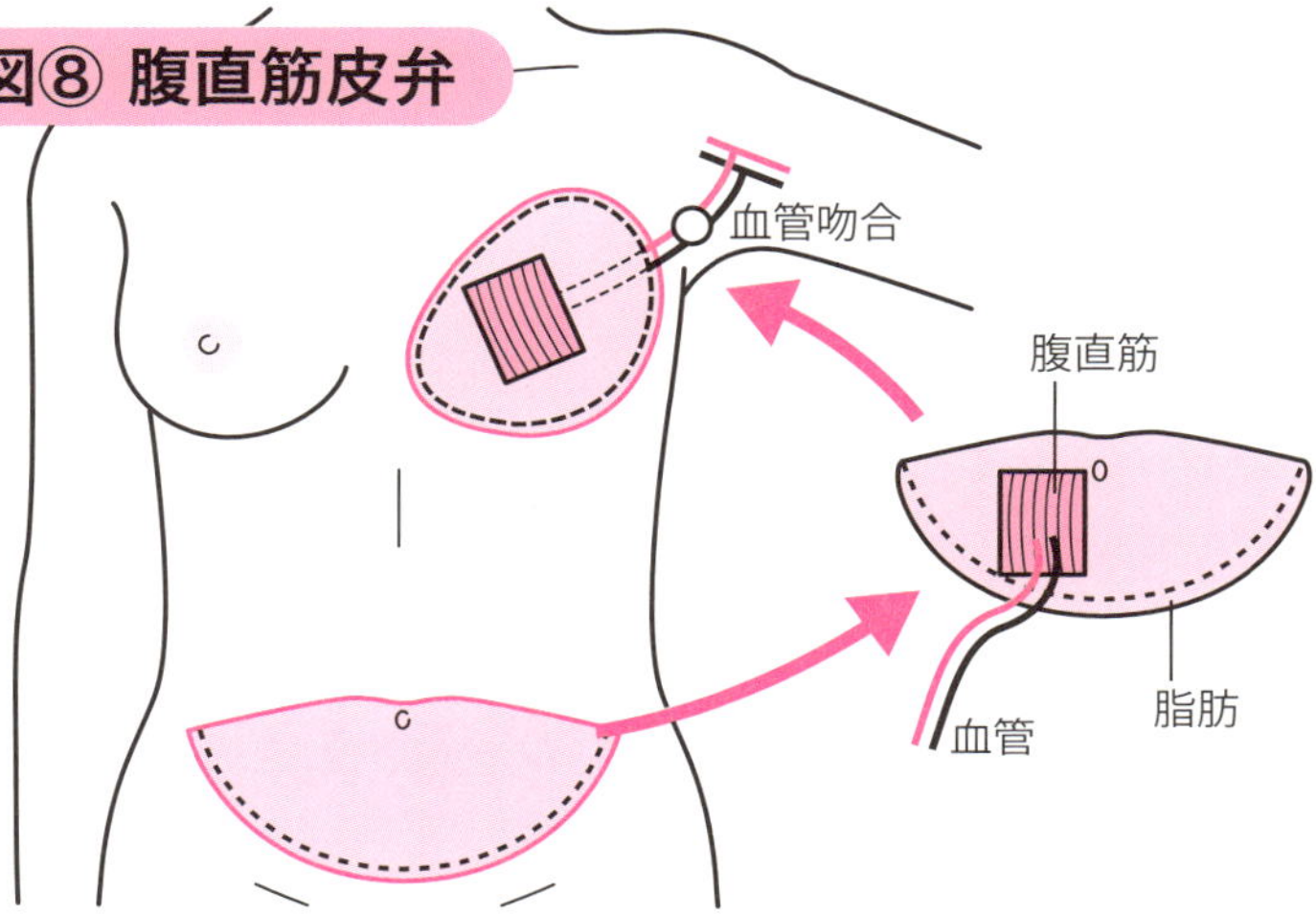

①腹直筋皮弁のケース

腹部の脂肪の多い部分を切開し、皮膚や脂肪を筋肉の一部と血管を切り離して胸に移し、血管をつなぎ直して乳房をつくります（血管と筋肉をつないだまま移動する方法もあります）。個人差はありますが、一般に腹部の組織は柔らかく、プヨプヨした組織を手でつまめる分だけ取れるので、ボリュームのある大きな乳房や下垂した乳房の形成に向いている再建法です。

手術時間は7～10時間ぐらいです。入院は2週間で、その後も安静期間や回復期間として2～3カ月は必要です。腹部に傷がつくことや、腹筋が弱くなるため、出産予定のある人、スポーツや仕事などで腹筋を

図⑨ 広背筋皮弁

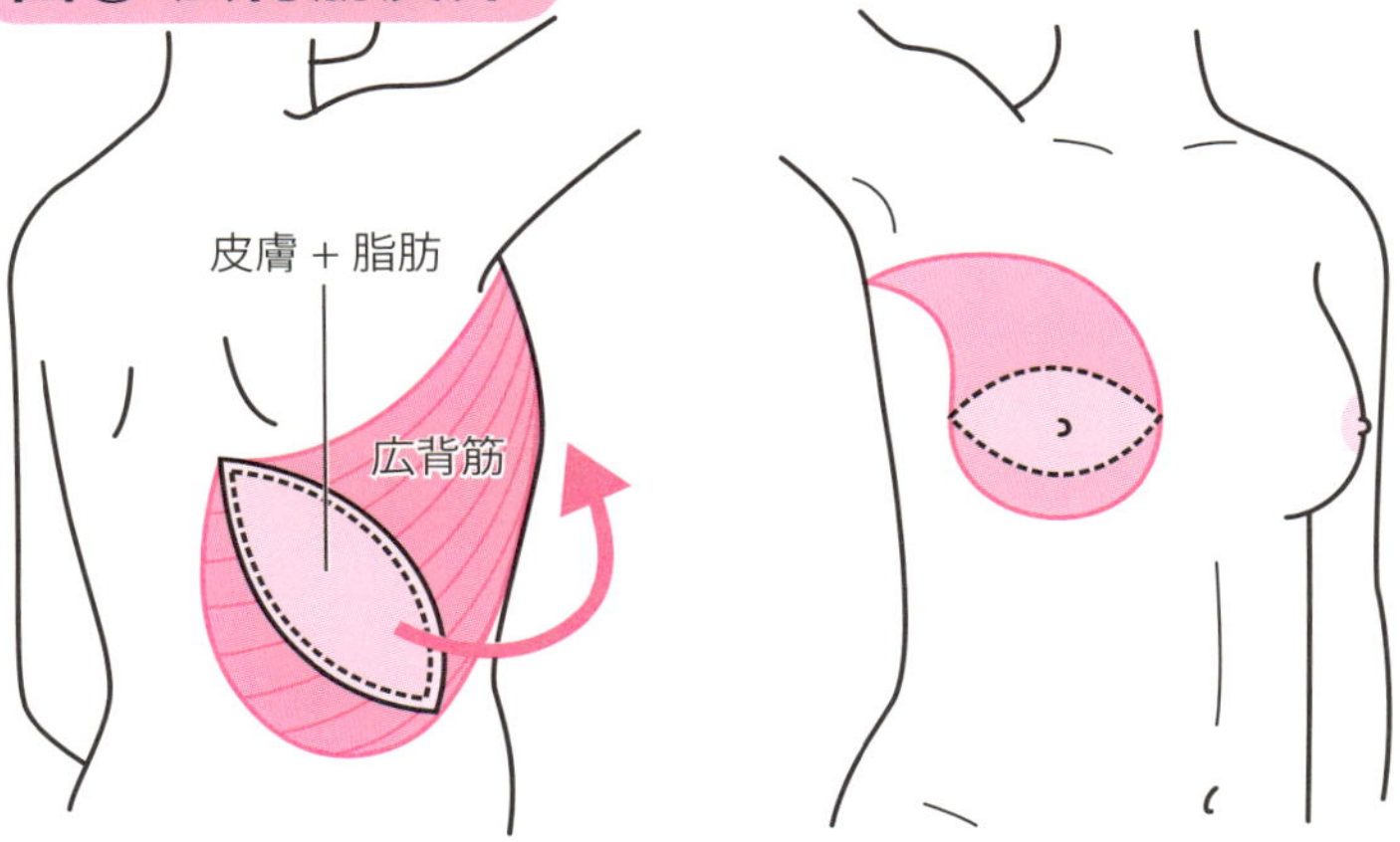

よく使う人には向いていません。

②広背筋皮弁のケース

背中を紡錘形に切開し、皮膚や脂肪、筋肉を、血管をつなげたままの状態で皮膚の下をくぐらせて前にもっていき、乳房をつくります。血管をつなぎ直す必要がないため、手術は3～4時間で終わり、合併症も比較的少ないのが特徴です。

広背筋皮弁は、腹直筋皮弁と比べて体への負担が少なく、傷も背中側につくので正面から見てもあまり目立ちません。ただし、日本女性は背中にあまり脂肪がないため、再建に必要なだけの脂肪を取り出せないことがあり、そういう場合は、腹直筋皮弁のほうがよいでしょう。

図⑩ 穿通枝皮弁

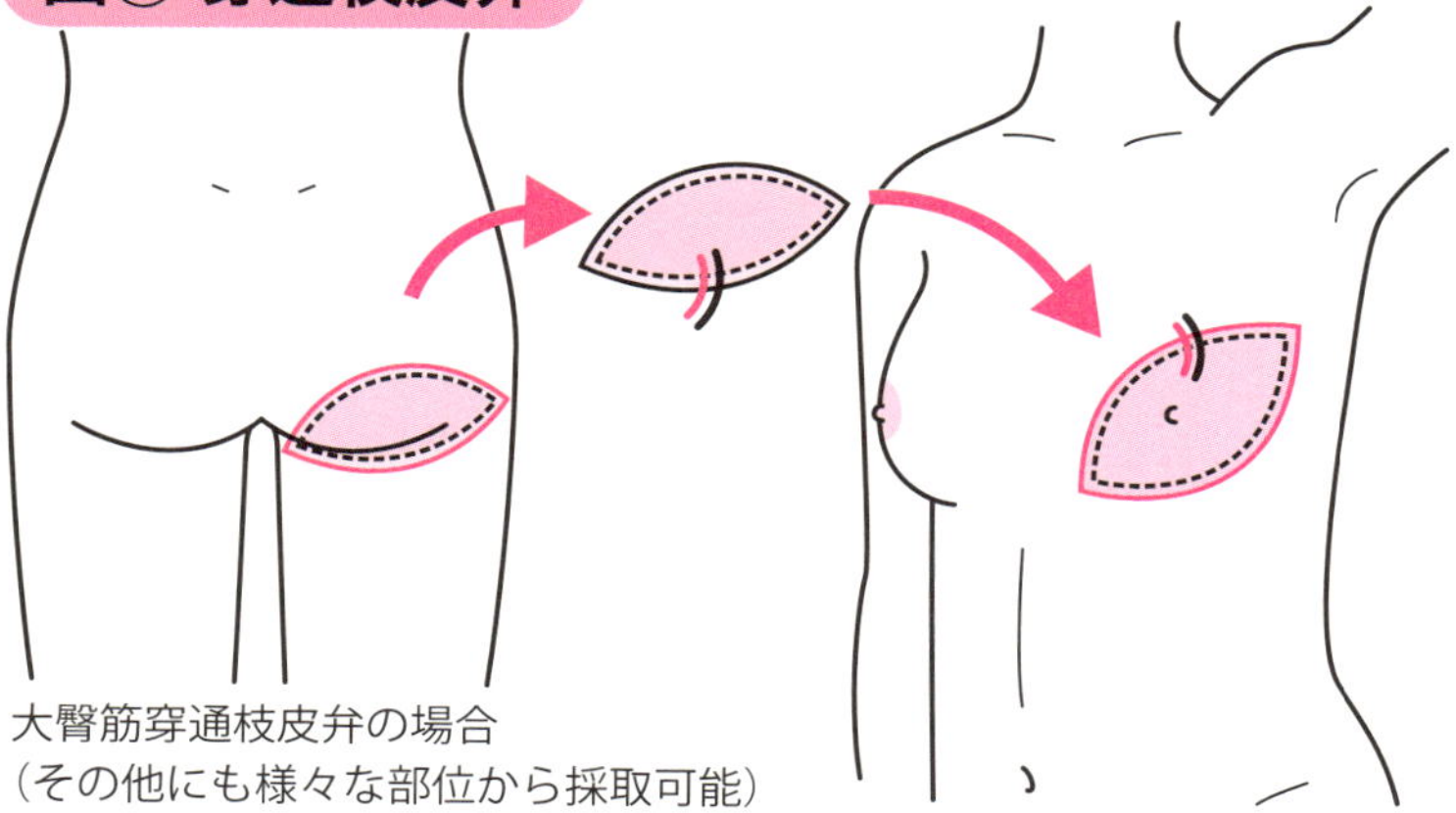

大臀筋穿通枝皮弁の場合
（その他にも様々な部位から採取可能）

③穿通枝皮弁のケース

これは、筋肉の中から細い血管を抜き出すようにして組織を採取して、移植する方法です。前に述べた筋皮弁による再建では筋肉の一部を犠牲にするため、手術後に腹筋や背筋の力が弱くなったり、移植された筋肉がやせてしまい、乳房が小さくなってしまうというデメリットがあります。そこで、筋肉をほとんど取らずに移植できる穿通枝皮弁による再建法が考案され、日本でもここ数年で広く行われるようになっています。

穿通枝皮弁の場合、筋力低下が起こるなどのダメージが少ないだけでなく、移植する脂肪を採取する部位としてお腹やお尻、太もも、背中など、多くの選択肢があり、条件が合えば、患者さんの希望の部位から採取できるというメリットもあります。

ただし、穿通枝皮弁による再建では、筋肉から取り出した1～2本の血管だけで移植した脂肪の血流を確保しなければなりません。そのため、筋皮弁による再建と比べて、再建した乳房の血流を安定させることが難しくなります。

また、穿通枝皮弁を切り取るには、筋肉にダメージを与えないように血管をはずし、それをつなぎ直すという高度な技術が必要です。そのため、これを行う医療施設は徐々に増えてはいるものの、まだ少ないのが現状です。

乳房温存術後の乳房再建

乳房温存術というと、乳房がきれいに残るとイメージしがちです。もともと乳房にボリュームがあり、切除の容量も少なくてすんだ人は、少しへこんだだけとか、見た目でほとんどわからない人もいますが、乳房の大きさと切除するがんの大きさによっては、かなりの変形を残すことがあります。

個人差があるものの、温存術で乳房に変形が見られれば、それを修正する再建術の適応があるのです。この場合、主に自家組織再建が行われます。中でも、温存術後の再建では、「広背筋皮弁法」を選択することが多くなります。温存術の場合は、それほど組織のボリュームが必要ないため、広背筋皮弁法で足りることがほとんどです。ただ、たとえ温存であっても、広背筋皮弁法を用いた場合は、背中にも大きな傷ができ、1~2週間の入院が必要になります。また、皮弁ほど量が必要でない場合はわきや腹部の脂肪を移動させる局所皮弁などが用いられることもあります。

〈人工物を使う乳房インプラント再建〉

「乳房インプラント再建」は、乳房の形に似せて作った人工乳房（シリコンインプラント）を胸に挿入して再建する方法です。

乳房インプラント再建では、まず一度目の手術で、胸の皮膚の下（実際には胸の筋肉の下）にシリコン製のエキスパンダー（組織拡張器）を入れ、その中に生理食塩水を徐々に入れて皮膚を伸ばしていきます。

特に乳房切除術の後では、皮膚のゆとりがないので、エキスパンダーを少しずつふくらませて皮膚を伸ばす必要があるのです。６カ月ほどかけて皮膚が十分に伸びたら、エ

図⑪ 乳房インプラント再建の手順

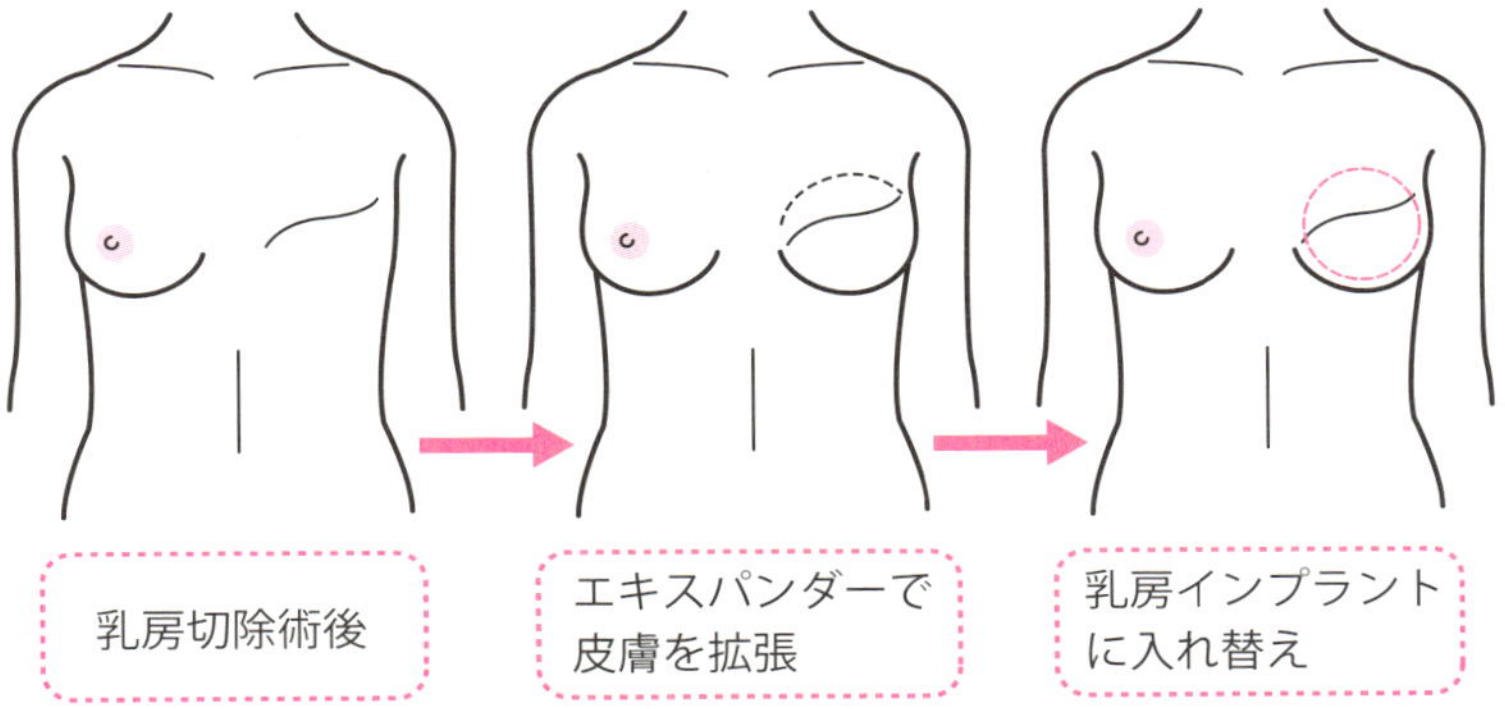

キスパンダーを取り出し、健側の乳房の形・大きさに合わせた乳房インプラントと入れ替える手術を行います。乳房インプラント再建では、2回に分けて行うのが一般的です。

乳房インプラントの挿入は、原則的には乳がん手術のときの傷を使って行われるので、体に新しい傷がつきません。

エキスパンダーを挿入する手術は30分～1時間程度、乳房インプラントを入れる手術時間は1～2時間程度と、どちらも短いので、患者さんの体への負担が少なくてすみ、入院も1～5泊、医療施設によっては日帰りできるところもあります。

デメリットをあげると、挿入する乳房イ

ンプラントは、グミくらいの硬さで、仰向けになっても形が変わらず、走っても揺れません。そういう意味では、不自然さが残ります。さらに、血が通わない人工物なので、冷たい感じがしたり、多少の違和感を覚えるという人もいます。

また、人工物なので永久に安全ということはありません。体の中に何年も入ることになるので、破損のリスクを伴います。現在、普及している乳房インプラントは、10年は耐えるといわれていますが、それ以上になると入れ替えが必要になる可能性があります。時間が経って、乳房インプラントによる再建乳房と健側の乳房がアンバランスになることもありますが、修正が可能です。

とはいえ、乳房インプラントも、安全性や柔らかさなどの点で進化しています。素材には、以前主流だった薄いシリコンの膜の中に生理食塩水を入れた生理食塩水バッグに代わって、最近は、コヒーシブシリコンという流れ出ないタイプのものが使用されています。コヒーシブシリコンは、三重構造で構成されていて、衝撃にも十分耐えられるようにできています。

乳房インプラント特有の合併症としては、被膜拘縮といって、乳房インプラントの周りにできる被膜が硬くなることがあります。これが進むと胸が変形したり痛みが出ることもあり、ひどくなると、乳房インプラントを入れ替える等の再手術が必要になることもあります。

以上のように、乳房インプラント再建にも、メリットとデメリットがあります。

簡単にまとめると、メリットは手術時間や入院期間も短く、簡単に手っ取り早くでき、手術による傷が少ないことです。

デメリットは、再建乳房の固さや形に不自然さが残る可能性があることと、将来的に乳房インプラントを入れ替えたり、加齢による形の変化を考慮しなければいけないことです。これ以上傷を増やしたくない人や、仕事や家庭環境によって長く入院したくない人、年代が若くて健康な側の乳房も下垂していない人などは、乳房インプラント再建を選ぶと良いでしょう。

一方、人工物を入れることに抵抗がある人や、費用を安く抑えたいという人は、自家組織再建のほうが向いているといえます。乳房インプラントは部分用の物やオーダーメイド品がないため、基本的に乳房温存術後に用いられることはありません。かなりの範囲の欠損がある場合などは、乳房切除術後に準じて乳房インプラントを用いて再建することもあります。

図⑫ 乳房切除術の場合

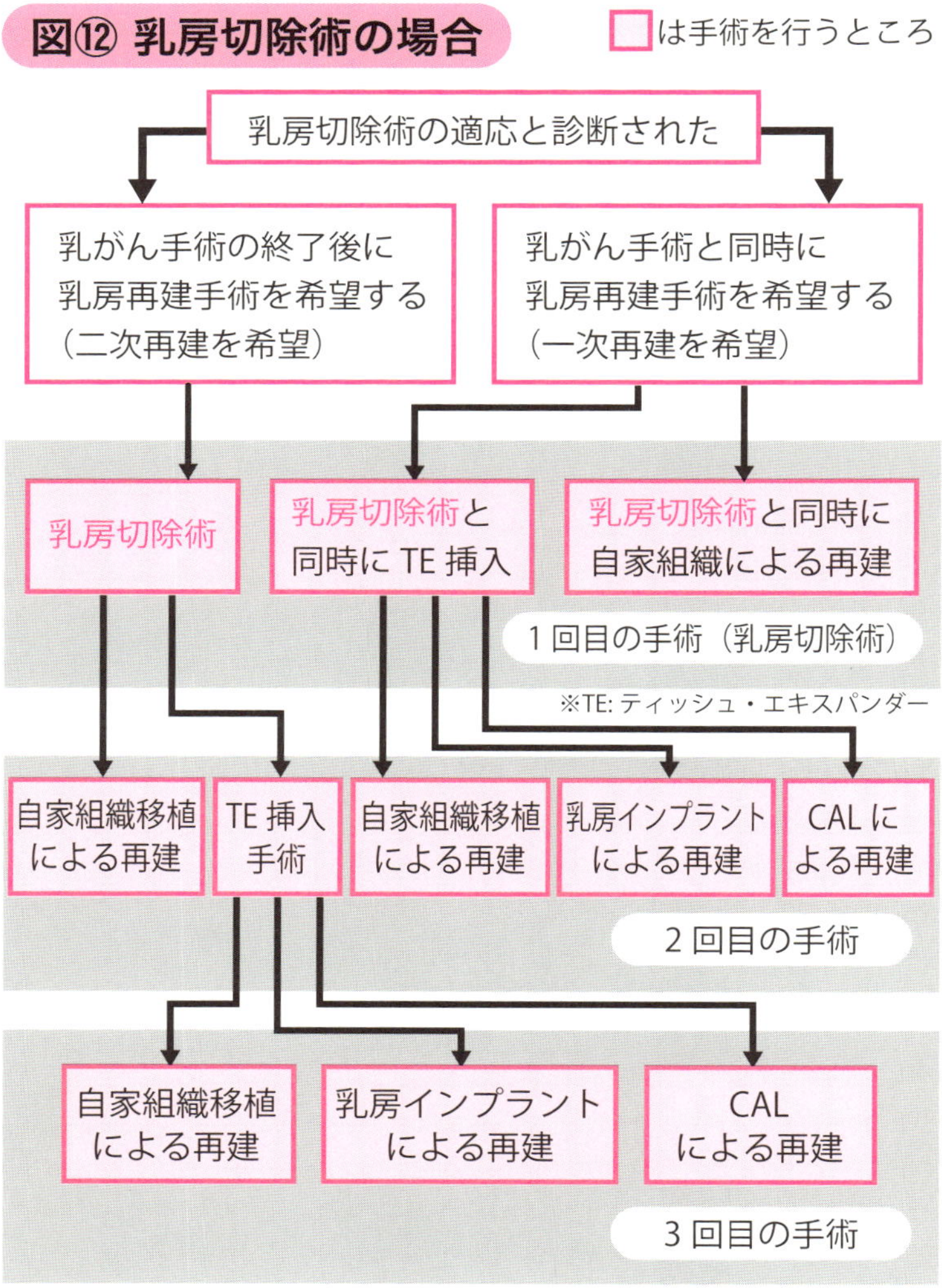

は手術を行うところ
乳房切除術の適応と診断された
乳がん手術の終了後に
乳房再建手術を希望する
（二次再建を希望）
乳がん手術と同時に
乳房再建手術を希望する
（一次再建を希望）
乳房切除術
乳房切除術と
同時にTE挿入
乳房切除術と同時に
自家組織による再建
1回目の手術（乳房切除術）
※TE: ティッシュ・エキスパンダー
自家組織移植
による再建
TE挿入
手術
自家組織移植
による再建
乳房インプラント
による再建
CALに
よる再建
2回目の手術
自家組織移植
による再建
乳房インプラント
による再建
CAL
による再建
3回目の手術

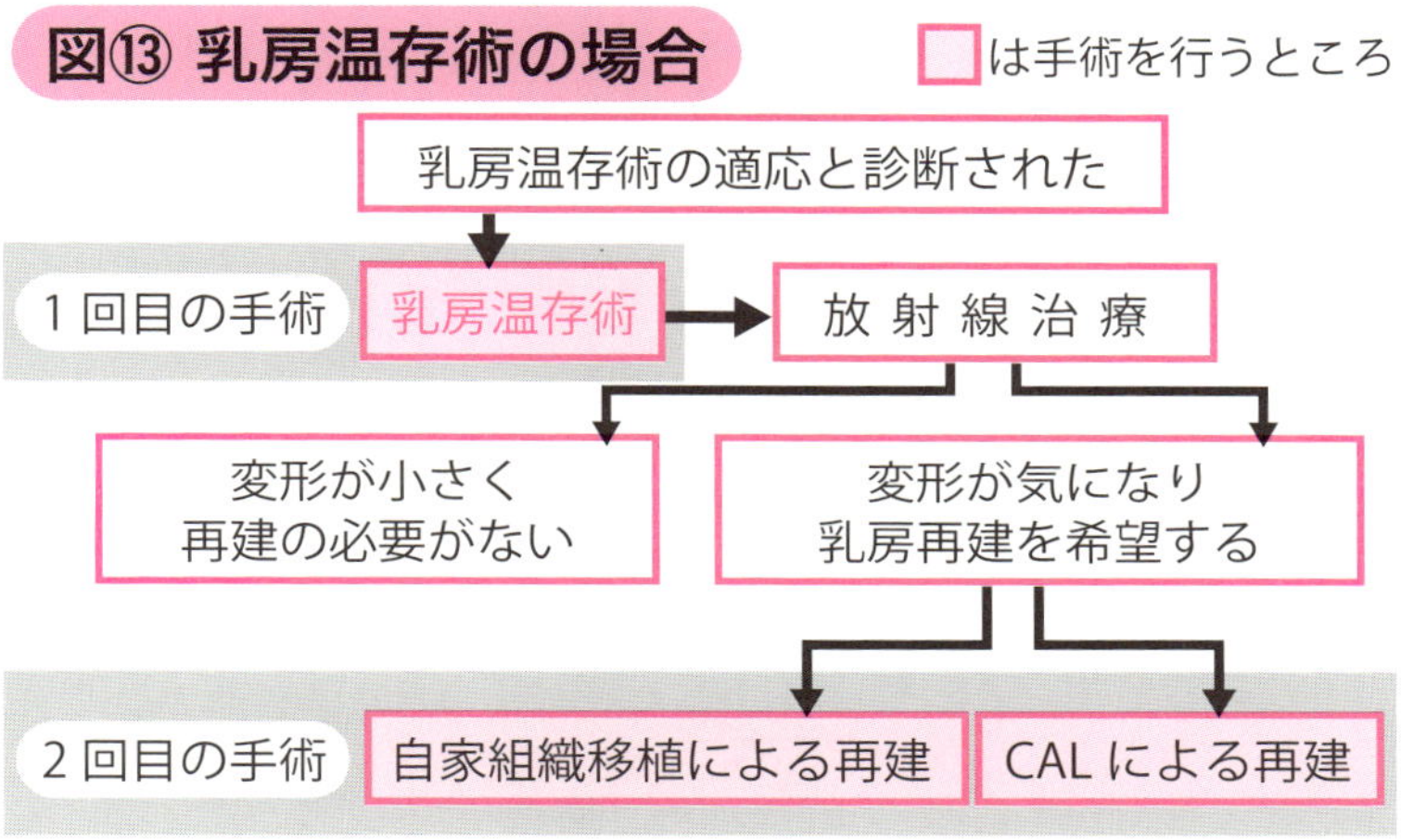

図⑬ 乳房温存術の場合

乳房切除術後、乳房温存術後ともに一般的な再建方法についてご説明してきましたが、これをチャートにまとめました。

最新の治療としてCALがあり、乳房切除術後、乳房温存術後ともに再建が可能ですが、のちほどPART3で詳しく説明していきます。

乳輪・乳頭の再建

乳房再建の手術で乳房の輪郭やふくらみが戻ったら、次は、乳輪や乳頭（乳首）の再建を行います。

乳輪・乳頭の再建手術は通常、乳房再建の手術からしばらく（3カ月以上）経ってから行います。乳房再建の手術と同時に行いたいという人がいますが、再建した乳房の大きさや位置などが落ち着いてからでないと、乳輪・乳頭を健康な側の乳房と左右対称につくれないからです。

乳輪・乳頭の再建には、さまざまな方法があります。

まず、乳頭の再建には、健側の乳頭から一部移植する「健側乳頭移植」という方法と、再建した乳房の皮膚と脂肪を使う「局所皮弁」という方法があります。今後、授乳の必要性がないという人で、健側の乳房の乳頭がある程度大きい場合は、健側乳頭移植が良いでしょう。健側の乳頭の3分の1から2分の1を切り取り、再建した乳房の乳頭をつくる位置の皮膚を薄く削って、その上に移植します。

健側の乳頭が小さく、移植する組織を採取することが難しい場合は、再建する乳房の皮膚と脂肪の一部を使います。乳頭や乳輪をつくる位置に切れ込みを入れ、その部分を立ち上げて立体的につくることになります。このとき、乳頭の芯となる部分に、乳房再建時に採取しておいた肋軟骨を中に入れる方法もあります。

一方、乳輪の再建は、足のつけ根（鼠径部）から色の濃い皮膚を移植する「植皮」という方法があります。健側の乳輪が大きい場合は、その一部を移植することもあります。いずれも、長期経過すると色調が褪せてくることがあります。

図⑭ 乳頭・乳輪の再建

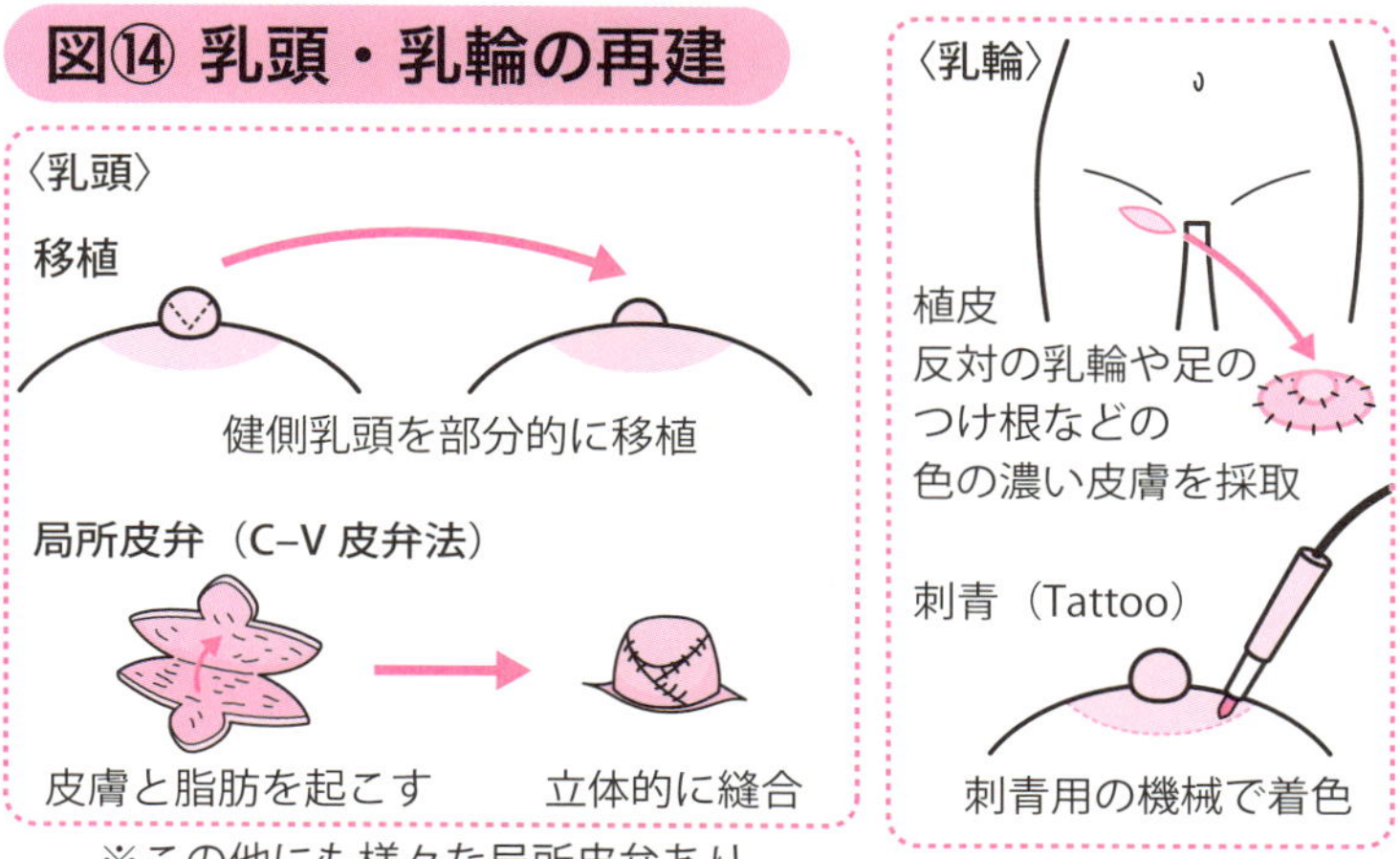

※この他にも様々な局所皮弁あり

そのほか、「医療用刺青（入れ墨）」もあり、再び体にメスを入れるのが嫌な人はこちらが良いでしょう。

乳輪と乳頭はこれらの手術・処置を組み合わせて再建します。よく行われるのは「健側乳頭移植」とその後に「医療用刺青」を組み合わせる方法と、「局所皮弁」と「植皮」を同時に行う手術で作成する方法です。いずれも局所麻酔での手術となり、かかる時間は通常30分〜1時間ぐらいです。これらは、日帰り手術も可能です。

手術費用は健康保険の適用になっています。医療用刺青は自費診療となりますが、入院する必要はなく外来で行うことができます。

あなたに合った乳房再建プランを！

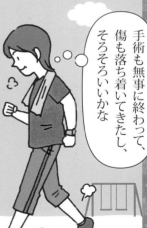

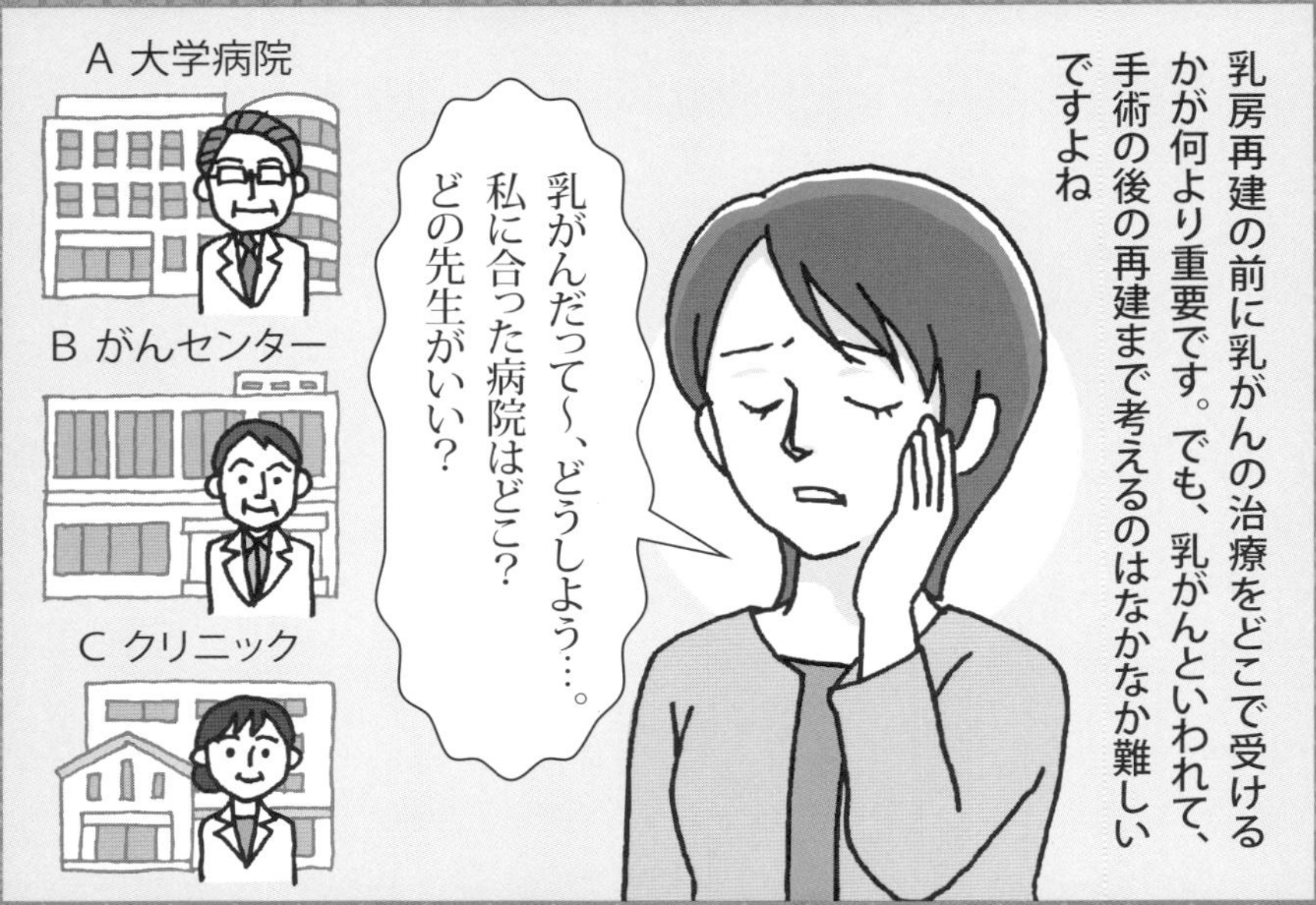

自家組織は、お腹や背中に少し傷はできてしまうけれど、自分の一部だから柔らかくて、年齢を重ねても自然です

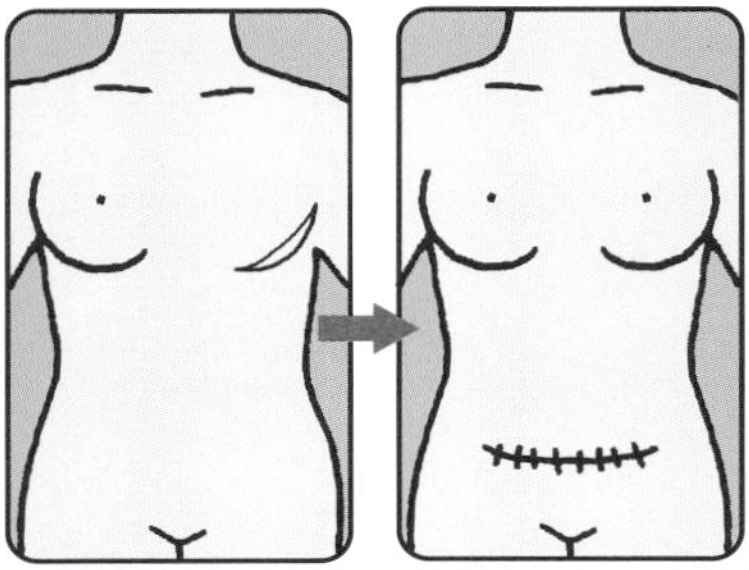

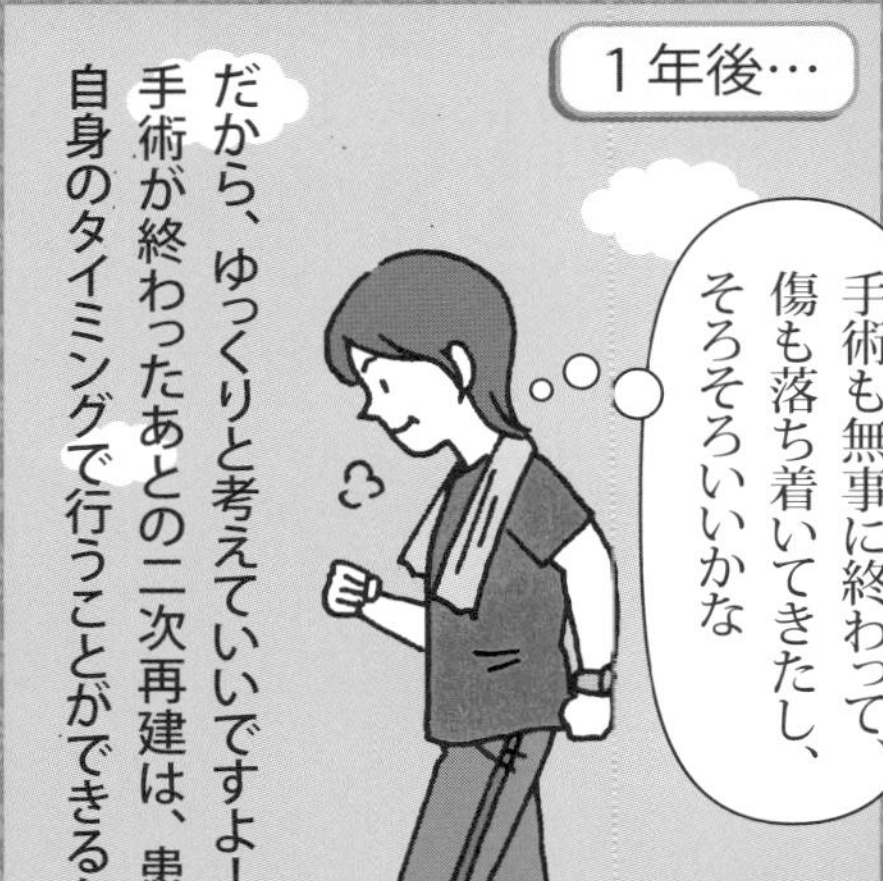

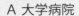

さらに**CAL**なら、乳房インプラントのみでは難しかった、より自然できれいなバストラインをつくることもできますよ！

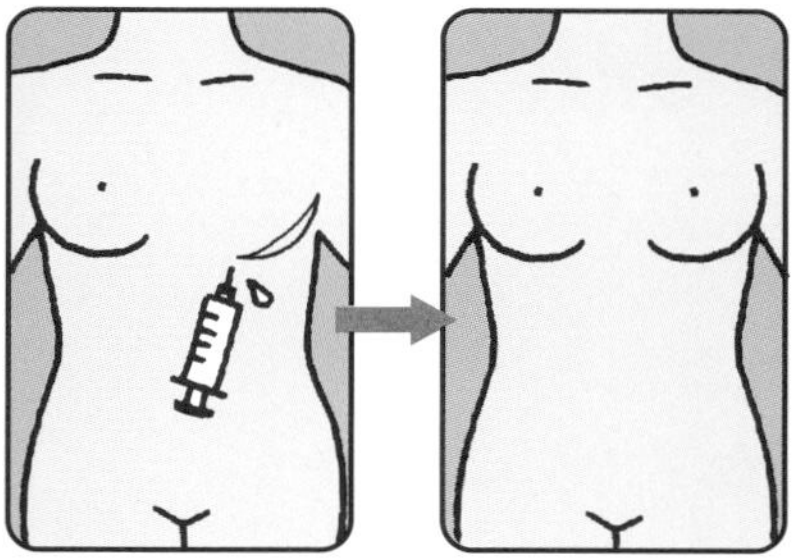

乳房インプラントは、体への負担も軽くて、入院期間も短くてすみます。また、健側をボリュームアップすることも可能です

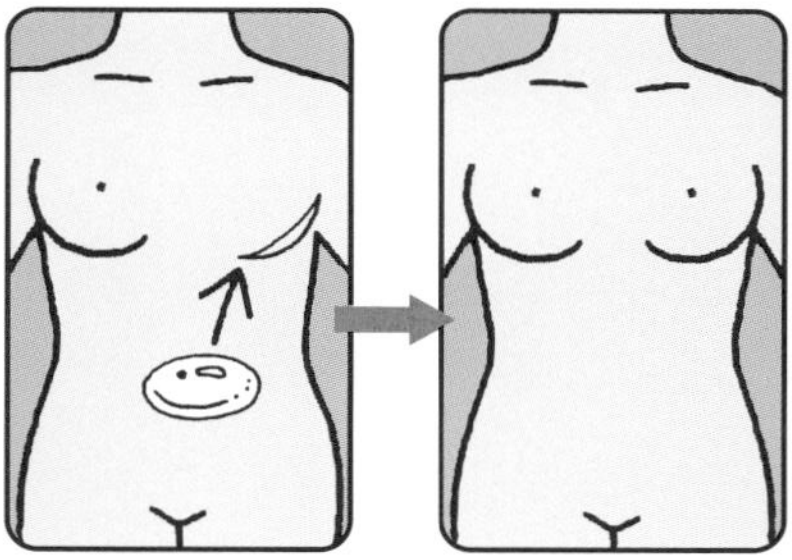

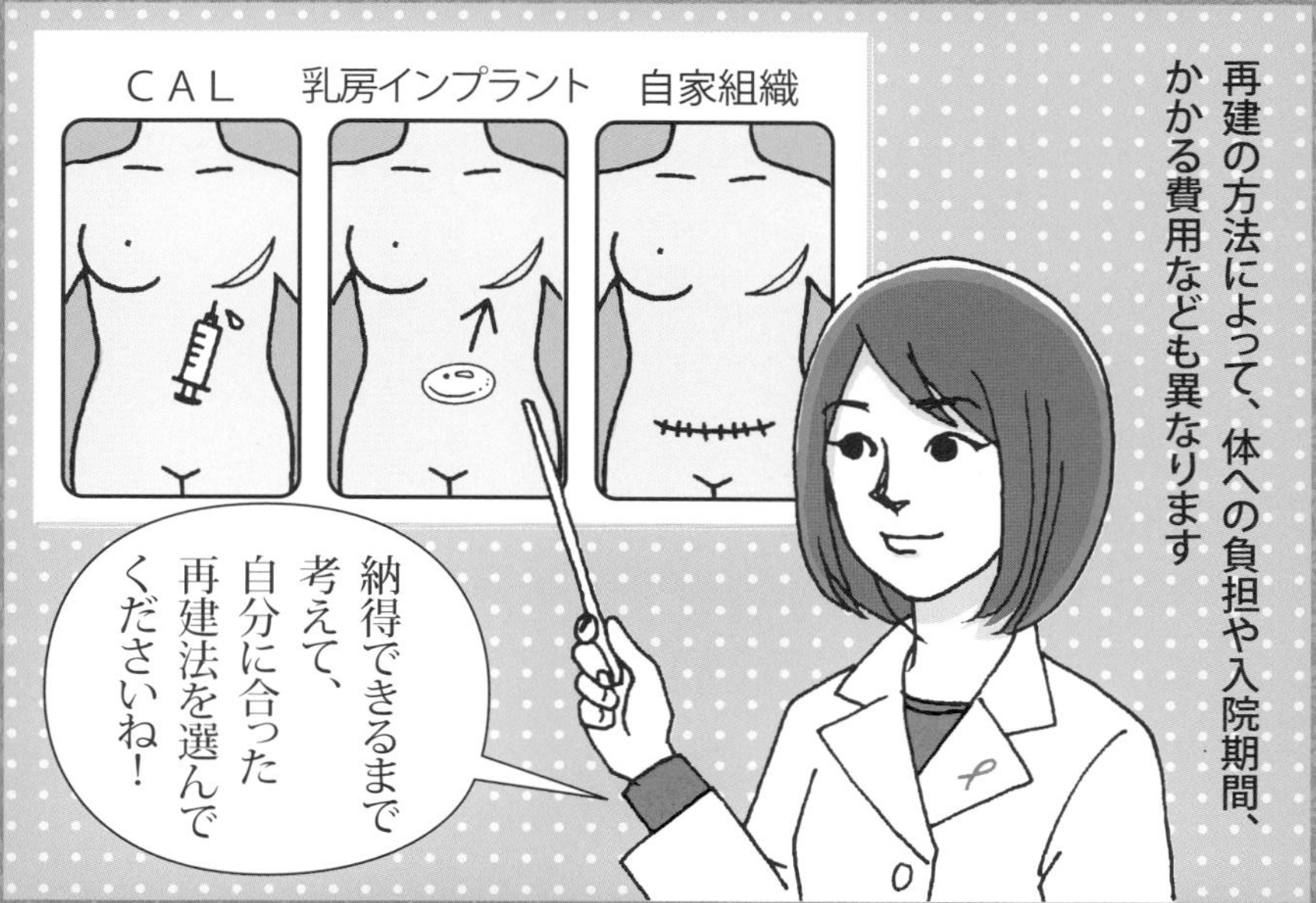

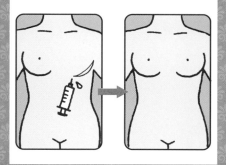

C O L U M N

乳がんは遺伝する?

親や姉妹に乳がんの患者さんがいる人は、通常のケースと比べて乳がん発症のリスクが2倍以上高まるという調査報告があります。

ここで問題になるのはBRCA1とBRCA2という遺伝子で、これは正常な細胞ががん化するのを抑える「がん抑制遺伝子」です。この遺伝子を、機能が変異した状態で親から受け継ぎ、そのために発症するものを「遺伝性乳がん」と呼びます。欧米では、この2種類の遺伝子に変異を持つ女性が70歳までに乳がんになるリスクは50〜80%に上がる、というデータがあります。

また、乳がんの再発リスクは一般的に、手術が乳房温存術でも乳房切除術でも差はありませんが、遺伝性乳がんの場合は、乳房温存術後の再発率が高いという報告も欧米から出されています。

日本人に欧米のデータが当てはまるかは研究の進展を待たなければなりませんが、乳房再建術とも関わる問題なので、今後も注目していきたい重要なテーマです。

PART 3

自分の脂肪と幹細胞を使う「CAL組織増大術」

再生医療を用いた新しい乳房再建術

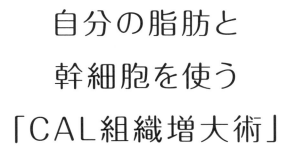

最新の再建術で安心して美しい胸をつくる

東京大学医学部形成外科との共同研究で生まれたＣＡＬ

自家組織再建と乳房インプラント再建が、乳房再建術の代表的な方法ですが、３つ目の再建術として、近年、非常に注目されているのが、患者さん自身の脂肪由来「幹細胞」を使う「ＣＡＬ（Cell-Assisted Lipotransfer：幹細胞付加脂肪移植術）組織増大術」、略してＣＡＬ（キャル）です。ここでは、ＣＡＬがどのような技術なのかを簡単に説明します。

近年、病気や事故で失われた臓器や組織をよみがえらせる再生医療の研究が、世界中で行われています。再生医療とは、自分自身の体の「幹細胞」を利用して、失われた臓器や組織の働きをもとに戻そうとする最新の方法です。「幹細胞」とは、いろいろな細胞に分化できる多能性を持つ細胞です。

これまでの研究で、皮下脂肪にもある種の「幹細胞」が多量に含まれていることが分かり、その「幹細胞」を美容外科・形成外科の分野にも活用するため開発された方法がＣＡＬです。

図⑮ CAL組織増大術の特徴

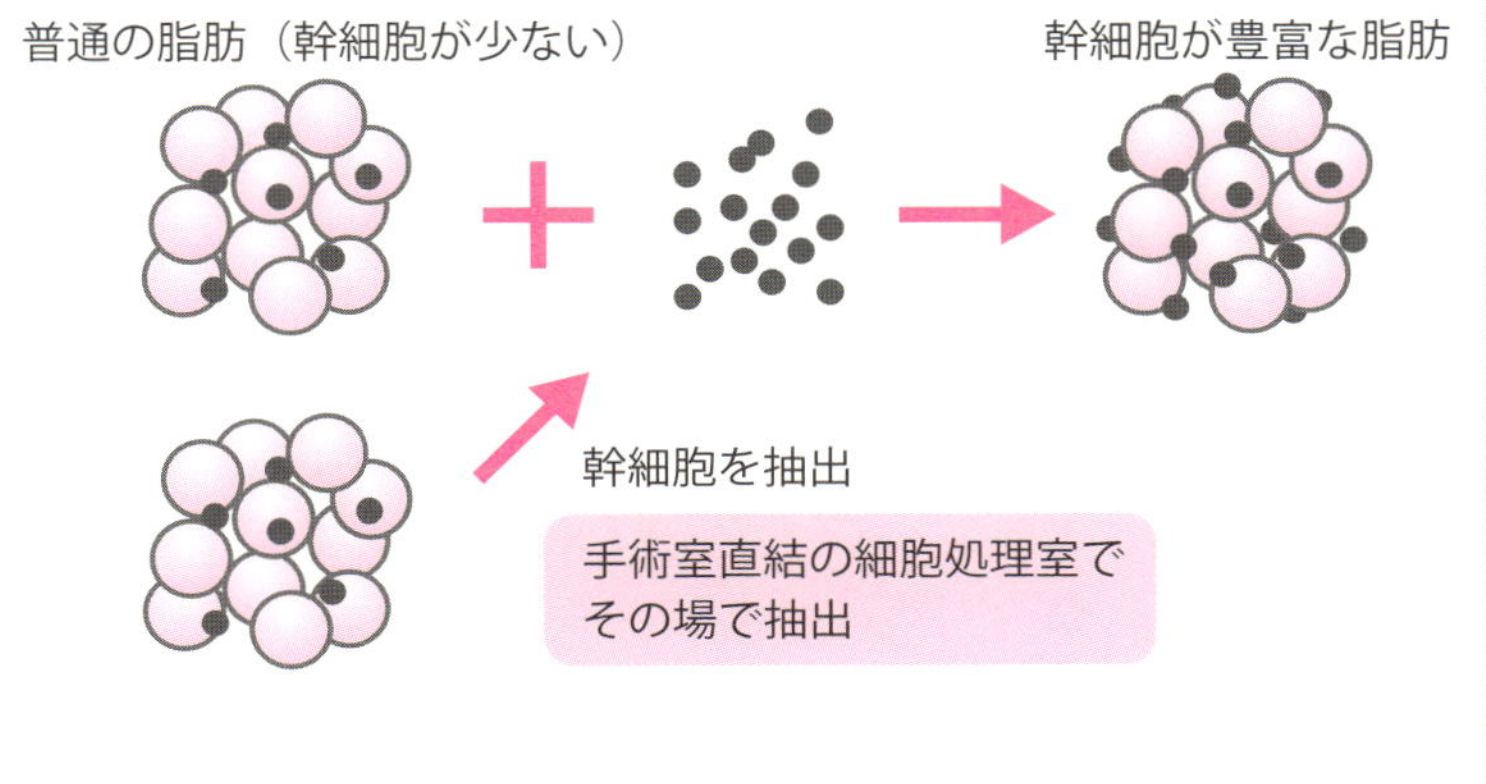

従来より、豊胸術の分野で脂肪注入法（自分の体の脂肪を吸引して乳房に注入する方法）は行われていましたが、生着率（移植した脂肪細胞が、患部に生きて定着する割合）が低くて効果が不十分だったり、合併症があったりしたため、広く一般的な方法としては認められませんでした。しかし、「幹細胞」を利用するＣＡＬは生着率が高く、注入技術や専用器具の開発もあり、安全で効果的な脂肪注入として注目されるようになりました。

ＣＡＬの一番の特徴は、脂肪由来の「幹細胞」を混合し、「幹細胞」の密度の高い脂肪にしてから注入することです。それによって脂肪の生着率（移植した脂肪が患部に生きて定着すること）を高めることができます。

形成外科の分野では、古くから体のさまざまな部位の形を整えるために、脂肪の移植法が行われてきましたが、当時は脂肪組織から採取した脂肪の塊を用いていました。１９８０年代ごろからは、脂肪吸引技術の発達もあり、塊の脂肪でなく、吸引した脂肪が用いられるようになりました。例えば、豊胸術などにも吸引脂肪は盛んに用いられていたのです。

しかし当時から、吸引した脂肪を患部に注入しても、生着率が低いことが問題視されていました。そのため、注入してもその部位がしぼんでボリューム不足になったり、あるいは脂肪が全く生着しない、合併症が起こりやすいなどのトラブルが起こることが多くあったため、一時、乳房への脂肪注入術は敬遠された時期がありました。

しかしその後、東京大学医学部形成外科学教室の吉村浩太郎講師らのグループによって、「吸引した脂肪組織には、『幹細胞』が不十分な数しか含まれていない」ことが明らかになりました。

注入移植した脂肪の生着率が低い原因はここにあったのです。脂肪は細い管を通して吸引しますが、そのときに、脂肪細胞が壊れたり、「幹細胞」が減ったりするため、そのままでは注入移植した脂肪細胞の多くが死んでしまうのです。

吉村医師らはさらに研究を重ねた結果、注入移植する脂肪に「幹細胞」を追加しておくと、新しい脂肪細胞を生み出して補充してくれることを明らかにしました。この「幹細胞」を追加する新しい脂肪注入法がＣＡＬなのです。

なお、ＣＡＬは、東京大学の吉村医師らのグループと、当院の経営母体である株式会社バイオマスターの共同研究によって生まれました。

ＣＡＬは臨床研究で安全性が認められている

新しい治療方法を開始するには、まず医療機関で臨床研究が行われる必要があり、ＣＡＬは、東京大学医学部付属病院で臨床研究が行われました。そして、臨床研究で最も重要視される安全性についてもまったく問題のないことが確認されました。

ＣＡＬは患者さん自身の「幹細胞」を使い、細胞に対する培養や遺伝子操作は行われませんし、手術時間も数時間ですみます。こうした臨床研究の結果から、倫理委員会で多くの専門家の審査を受けて、安全性などが認められたのです。

「幹細胞」を豊富にすることで生着率は格段にアップ

ＣＡＬでは、自分の皮下脂肪に存在する「脂肪幹細胞」を利用します。この「幹細胞」は大きく分けて次の２つの働きをします。

ひとつは、新しく脂肪細胞をつくり出す働きです。脂肪細胞は２～３年の寿命だといわれています。しかし、「幹細胞」を含んでいると、脂肪細胞が寿命を迎えても新しい脂肪細胞が次々生まれ変わります。その結果、脂肪は減ることがなく、一定量を維持できるというわけです。

「幹細胞」のもうひとつの働きは、新しい血管をつくることです。血管は細胞組織に酸素と栄養を運ぶ役目を担っています。もともと脂肪組織には、血管がそれほど多くはなく、冷えて血流も悪くなりがちです。そのため、従来の方法で吸引脂肪を注入しても生着率が悪かったのです。

ところが、「幹細胞」を追加した脂肪を注入すると、新しい血管が次々につくり出されます。すると栄養や酸素が十分に行き渡ることになり、脂肪が生きたまま生着しやすくなると考えられています。実際に、従来の脂肪注入法では15～30％だった生着率が、「幹細胞」を追加した脂肪を注入する方法では50～80％まで高くなりました。

「幹細胞」を抽出する独自の方法

吸引脂肪は、脂肪成分と液体成分があり、そのどちらにも「幹細胞」が含まれています。そこで、吸引した脂肪を遠心分離器にかけて脂肪成分と液体成分に分け、それぞれの成分から「幹細胞」を抽出します。こうして得られた豊富な「幹細胞」を脂肪に混ぜ、「幹細胞」の密度の高い移植注入用の脂肪をつくり、それを体に移植するわけです。

「幹細胞」を抽出する一連の作業は、特別に訓練された技術者により、衛生的に管理された細胞調整室の中で、丁寧な手作業によって行われています。

そして、「幹細胞」の抽出技術を含むＣＡＬは、ごく限られた施設で受けることができ、その主要な技術は日本で特許が成立しています。さらにＣＡＬは、厚生労働省の定める「高度美容外科医療」に日本で唯一、該当した医療です。

CAL組織増大術の特徴

さて、このように従来の脂肪注入を超える生着率を誇るＣＡＬですが、このことにより乳房再建にも充分有効な方法となりました。これまでに説明してきたように、今までは乳房再建といえば皮弁法か乳房インプラント法しかなく、どちらかから選ぶしかありませんでした。その場合、次のような問題や不安が生じてきます。

「皮弁法でできる柔らかい乳房は魅力的だけれど、乳房の他の部分に大きな傷ができてしまうのが嫌」

「皮弁法では長期入院となるが、仕事が長期に休めないので無理」

「乳房インプラントは簡単にできるけれど人工物を体に入れるのが不安」

「乳房インプラントで再建して、固さや形の左右差ができた場合にもう少しきれいにしたい……」

など、それぞれに問題点がありました。

ＣＡＬを使った乳房再建では、これらの不満を解消することができます。自身の脂肪組織を使い、柔らかく自然な乳房再建を低侵襲に行うことができるのです。

では、ＣＡＬの特徴をひとつずつ見ていきましょう。

①低侵襲である

ＣＡＬの基本は脂肪吸引と脂肪注入です。脂肪吸引は美容外科などの痩身目的と同じ手技で行いますので、直径３ミリほどの細い管をお腹や太ももなどに差し入れて脂肪を吸引してきます。その管は組織や血管を傷つけないように先端がまるくなっていて、血管を収縮させる薬液を注入してからの吸引となりますので、出血量が非常に少なくすみます。

また切開や剥離などの手術操作もほとんどないので、同じ自家組織移植である皮弁手術に比べると非常に低侵襲な手術で行えるのが特徴です。そのため短期間の入院ですみ、CAL単独の治療なら日帰り手術、乳房インプラントやエキスパンダーを併用する場合でも1泊の入院で治療が可能です。仕事への復帰も、格段に早くなります。

②傷が小さい

CALでは新しい傷がほとんど増えません。脂肪吸引はすでに述べたように直径3ミリの管を差し込む分だけ、数ミリほど目立たないところを切開します。そして幹細胞を加えた脂肪は針で乳房に注入して行きますので、ほとんどあとは残りません。エキスパンダーや乳房インプラントを併用する場合は、その出し入れに乳房切除の時の傷あとを切開しますので、新しく傷あとが増えることはありません。

③なだらかで柔らかい

ＣＡＬで注入する脂肪は、流動性のある脂肪組織です。乳房インプラントを大きなグミ、皮弁をすじこにたとえると、脂肪はすじこがばらばらになったイクラのような状態で、実際にはもっと粒が細かいので、とろろのように粘度のある液体に近いです。これを乳房の組織に細かく、まんべんなく注入していきますので、希望するところに量を調節しながら入れることができます。

脂肪自体も柔らかい組織なので、全体がなだらかにふっくらとボリュームアップするのがＣＡＬの特徴です。皮弁やインプラントだと塊を挿入することになりますので、どうしても乳房の周辺に段差ができてしまったり、デコルテなどをほんの少しふっくらさせたいといった微妙な調節は難しいのです。

④放射線治療後も可能で、組織の状態を改善

乳がんの治療では、切除術式や進行状況によって術後に放射線照射を行います。そうすると残った乳房の組織は放射線照射のダメージを受けて、固く萎縮した状態になっています。見た目ではわからなくても、そのダメージは長く残りますので、いざ再建を行

図⑯　CALによる乳房再建の特徴

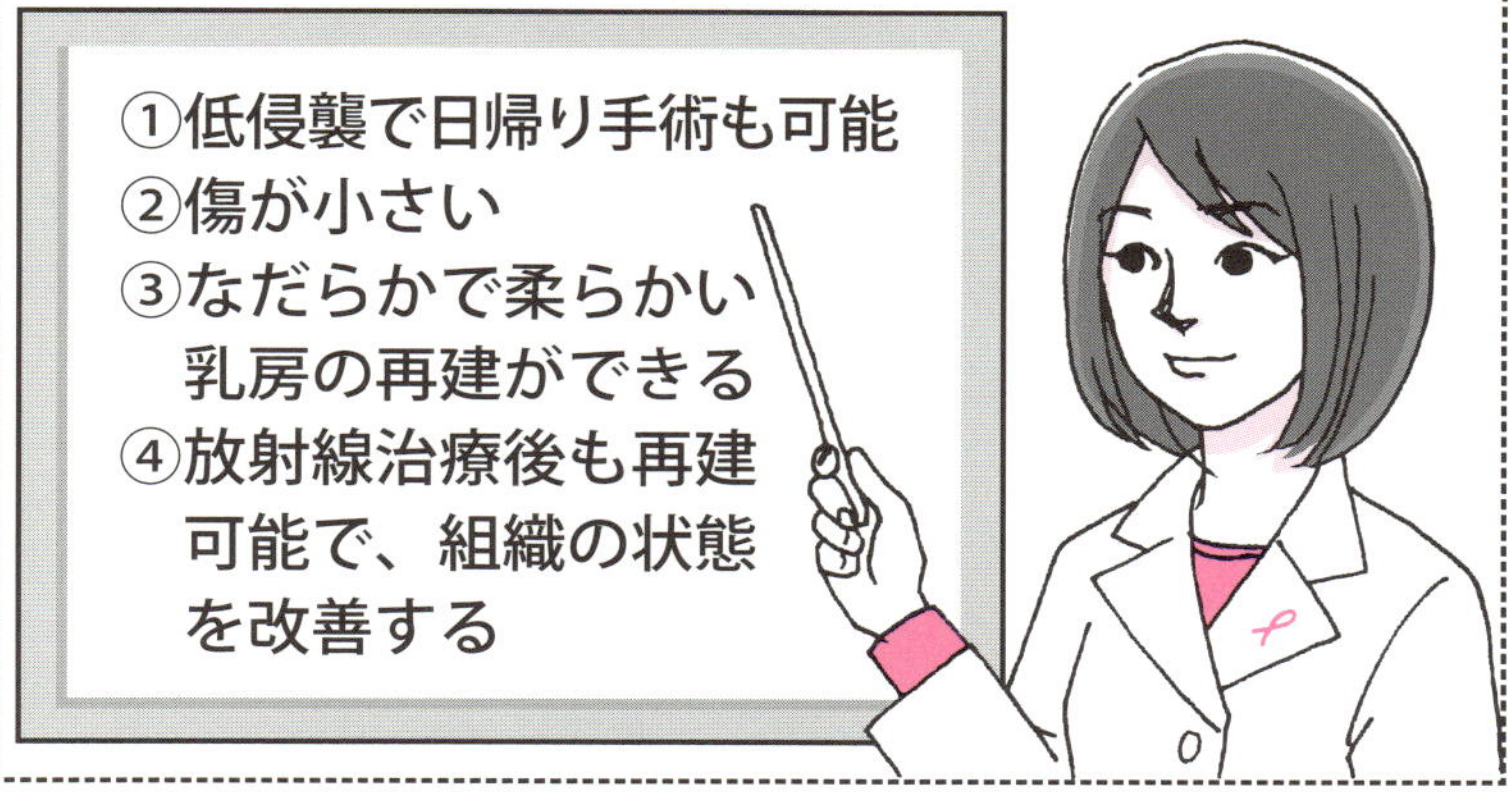

うという時に皮膚の伸びが悪い、拘縮が起こり変形が残ってしまう、傷の治りが悪く合併症が起こりやすいなどのトラブルにつながることがあります。そのため、放射線治療をされた方の中には、乳房再建を断られたりすることもあるようです。

放射線があたった組織は、線維が増えて細胞は萎縮し、幹細胞も減ってしまった、いわば「やせた土地」です。ＣＡＬでは放射線照射後の組織に「肥料」のように脂肪と幹細胞を補充することで、組織の状態を改善します。

当院でＣＡＬ乳房再建の治療を行った患者さんの中には、固くなった部分が柔らかくなった、皮膚が変色していたのがきれいな色に戻ったなどのうれしい効果があった方も多くいらっしゃいます。この効果は、ほかの再建方法にはないＣＡＬの特別な効果といえます。

以上のように、ＣＡＬにはほかの方法にはない特徴がいくつもあります。この特徴を生かして、より美しい乳房の再建を目指すわけですが、その前にＣＡＬの問題点についてもわかっておかなくてはいけません。

CAL乳房再建の問題点：一度にたくさんは注入できない

脂肪注入の際、注入された脂肪はとても弱く、最初は周りの組織から酸素や栄養をもらって生きていきます。ですから、周りの組織が十分にない場合やたくさん脂肪を注入してぎゅうぎゅうの状態（圧が高い）になると、一定以上の脂肪は生きていくことができません。このような理由で、一度に乳房に注入できる脂肪の量には上限があります。特に乳房切除後などは残っている組織量も少ないので、１回のＣＡＬ治療ですべての乳房が脂肪で再建できる、というわけにはいかないのです。

CALでどのように乳房再建するか

乳房切除（全摘）後のCAL乳房再建

乳房切除後は胸がほぼ平らな状態となっています。ここにCALで幹細胞を加えた脂肪注入を行っても、先ほど述べたようにいっぺんに乳房ができあがるわけではありません。骨の上の肉が、1～2㎝ほど厚みを増すだけで、まだ乳房という形ができるわけではありません。そこで、2つのやり方があります。

＊なるべく手術回数を少なくしたい、体脂肪がそれほどない
→①乳房インプラント併用CAL
＊とにかく脂肪だけで乳房を再建したい→②Step‐CAL

これらの方法をそれぞれ説明していきます。

〈①乳房インプラント併用CAL〉

この方法は乳房インプラントとCALを併用して、それぞれのいいところを組み合わ

せた治療になります。CALを併用せず乳房切除後に乳房インプラントのみで再建した場合、次のような問題点が気になることがあります。

＊再建した乳房が固い

＊乳房インプラントの周りに段差ができて、境目がくっきりと目立つ

＊デコルテの凹みは再建されないで残る

そこで、乳房インプラントで再建する際に、同時にCALを行うと、乳房を中心としてデコルテ、ワキのあたりまで脂肪でふっくらとさせることができます。

すると、乳房インプラントを覆っている組織が厚くなりますので、触った時には最初に自分の脂肪の柔らかさを感じることができます。乳房インプラントの段差も目立たなくなり、デコルテの凹みもなくなりますので、より自然な乳房の形に近づけることができるのです。

治療の流れとしては、通常の乳房インプラントと同じように、まずエキスパンダーを挿入して、皮膚を伸ばして半年ほど待ってから乳房インプラントへ入れ替えます。この2回の手術のそれぞれでCALを同時に行うことが可能です。CALの回数が多いほど柔らかく、なだらかな乳房へ近づきます。ですから通常の乳房インプラントでの再建と

図⑰ 乳房インプラント併用 CAL 再建の手順

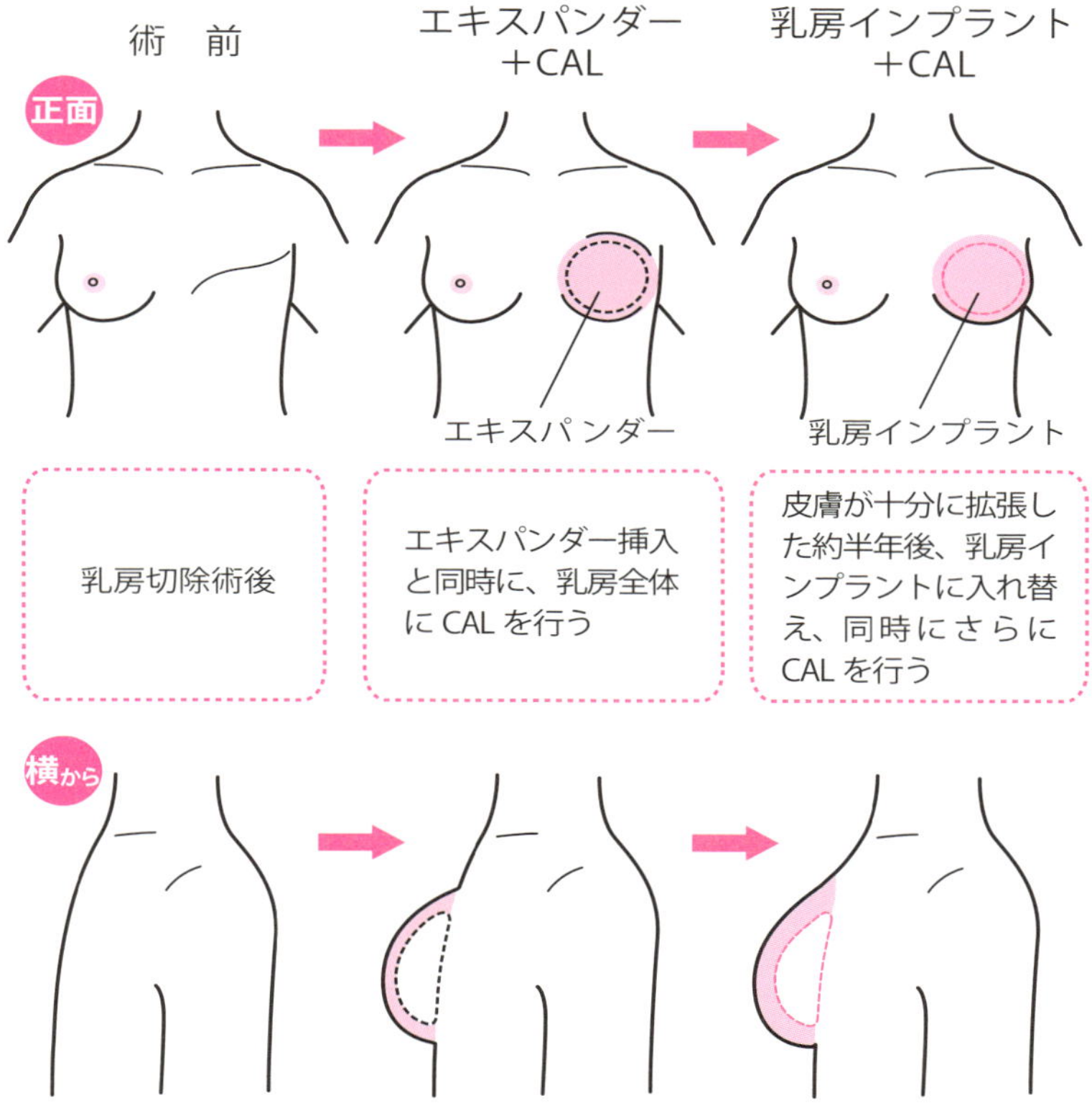

同じ回数の手術で、より満足度の高い結果が得られます。

もちろん、すでに乳房インプラントで再建したという場合も、後からCALのみを追加で行うことが可能です。乳房インプラントで再建したけれども、どうも思っていたのと違う、違和感が強い、まだ凹みが気になるといった場合にCALを行うことで、気になる症状を改善することができます。

〈②Step - CAL〉

現在では乳房インプラントを使った乳房再建を選択する人が多いですが、人工物を使った再建には抵抗がある方も少なくありません。もちろん乳房インプラントは50年以上の歴史があり安全性には問題がないとされていますが、多少の違和感や固さが気になる方もいるでしょう。かといって、皮弁手術は大がかりで、入院期間の長さや皮弁をとってくる部分の新しい傷のことも考えると選びづらいといった理由で、仕方なく乳房インプラントで再建している人もいます。

では、入院が短くて体へのダメージも少ない自家組織再建ができればどうでしょう。CALなら、それが可能です。

最新の技術では、これまでにない再建方式として、Ｓｔｅｐ‐ＣＡＬという方法を開発し、多くの患者さんがご自身の脂肪のみで美しい乳房を取り戻しています。

この方法なら、自分の脂肪を吸引して、自分の幹細胞を加えて生着率を高め、針で注入するのでほとんど傷が増えません。ただし、ＣＡＬは一度に注入できる脂肪の量に限界がありますので、１回の手術では完成しません。ここでＳｔｅｐ‐ＣＡＬの概要を見ていきましょう。

Step-CALの治療の流れ

ステップ①まず、乳房切除後の胸にエキスパンダーを挿入します。同時に乳房全体にＣＡＬ（１回目）を行います。すでにエキスパンダーが入っている方は、次のステップから開始します。

ステップ②エキスパンダーに水を注入して皮膚を拡張した後、３カ月以上あけて、もう一度乳房全体にＣＡＬ（２回目）を行います。この際、エキスパンダーは入ったままですが、脂肪で乳房の厚みが増えた分、水を抜いて小さくしておきます。見た目の大きさは手術の前とそれほど変わりません。

ステップ③さらに3カ月以上あけて、もう一度CAL(3回目)を行います。この時点で十分な脂肪の厚みがあればここでエキスパンダーを抜きます。これですべて自分の注入脂肪で乳房が再建されました。もしまだ健側の乳房より小さければエキスパンダーはまだ抜かずにおいておきます。

ステップ④(必要があれば)健側の乳房と同じボリュームになるまでCALを繰り返します。

このように、いったんエキスパンダーで皮膚を拡張して、徐々にその中身を脂肪で置き換えていく方法がStep-CALです。通常、CALを行う回数は3回程度で、治療を始めてからでき上がるまでに短くても8カ月程度はかかります。しかしステップが進むごとに脂肪の厚さが増していき、柔らかい乳房ができていくのが実感できると思います。

図⑱ Step-CAL 再建の手順

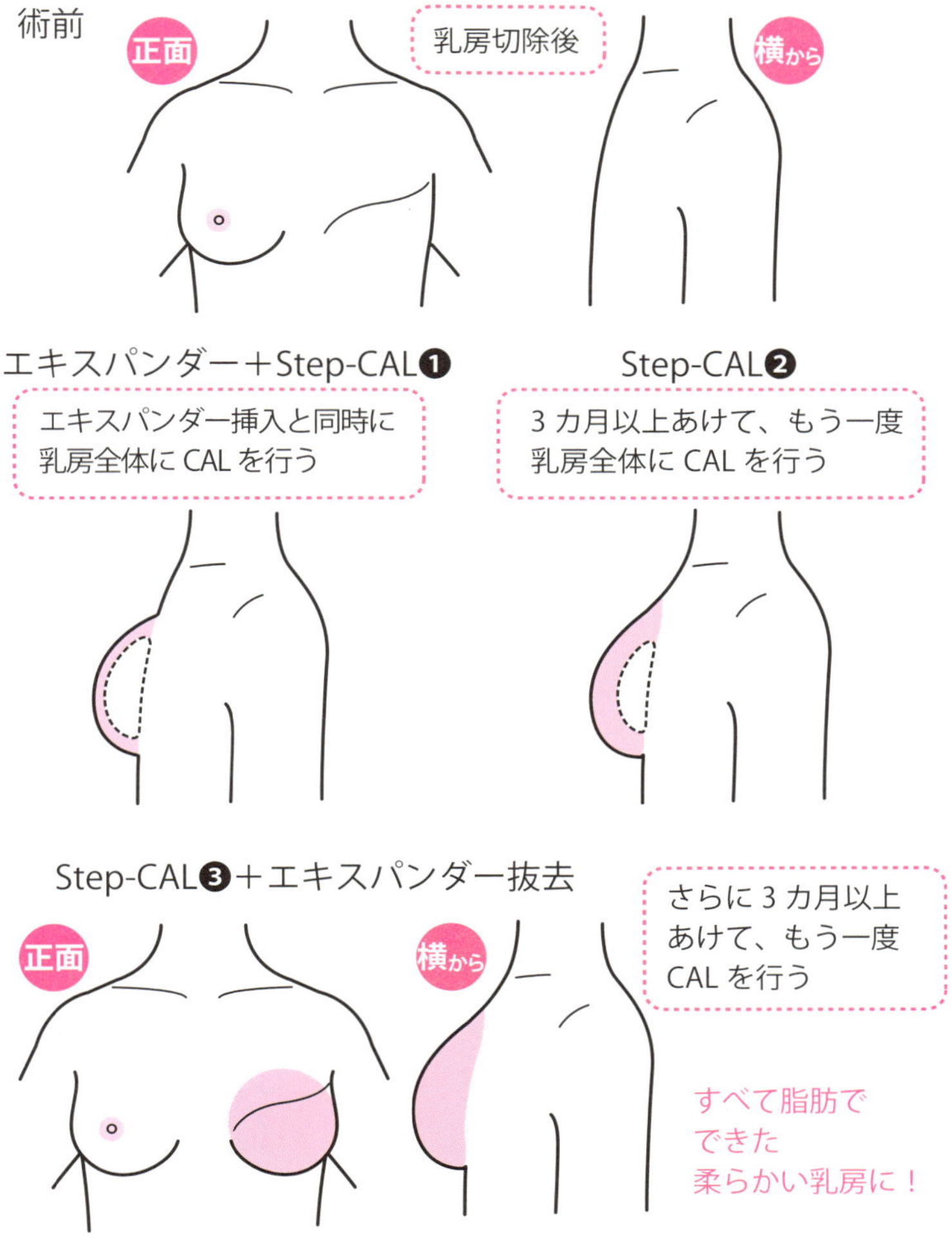

乳房再建の際に脂肪注入を行うことは海外でも注目されています。具体的には乳房インプラントと組み合わせて行われたり、ＢＲＡＶＡ（体外式エキスパンダー）を使って脂肪注入をくり返し、Ｓｔｅｐ‐ＣＡＬのように脂肪のみで乳房を再建する方法も少数ながら報告されています。

※ＢＲＡＶＡとは乳房全体を覆う大きなドーム状のカップを胸に当てて、毎日寝ている間に低圧で吸引を行って乳房の皮膚や脂肪を一時的に膨らませる方法（器械）のことで、そのあとに脂肪注入を行うものです。乳房の皮膚を膨らませるためにエキスパンダーを挿入する手術は不要ですが、毎晩長時間の装着が必要なため皮膚のかぶれや色素沈着が起こりやすく、また癒着があったり、放射線照射後はうまく膨らまないこともあります。

Ｓｔｅｐ‐ＣＡＬでも、体内にエキスパンダーを挿入せずＢＲＡＶＡを使用することはできますが、なるべく多くの方に確実に無理なく続けられるように、通常はエキスパンダーの挿入手術を行っています。エキスパンダーの挿入時にもＣＡＬを行えば、全体としての手術回数が増えることはありません。また、Ｓｔｅｐ‐ＣＡＬでは脂肪注入に幹細胞を加えて行うことで、より多くの脂肪の生着が見込めますので、早くボリュームを達成したい方は、この方法で治療期間や治療回数を最小限にできます。

Ｓｔｅｐ‐ＣＡＬで再建した乳房は、すべて自身の脂肪でできていますので、元の乳房とほぼ同じ柔らかさが特徴です。走ると揺れますし、ブラジャーで寄せてあげることも可能です。また血の通った組織ですので、温かく、違和感もあまりありません。脂肪ですから、体重がうんと増えれば乳房も大きくなりますし、痩せれば小さくなります。年齢とともに多少のたるみや下垂も生じてくるでしょう。そう、元通りに近い、自然な乳房が再建できる画期的な方法なのです。しかもほとんど傷を増やさず、日帰りの手術でできますから（エキスパンダーの挿入時のみ1泊入院が必要）、お仕事や家庭への影響も最小限ですみます。

Step-CALの適応：どんな人に向いているのか

このように、自分の脂肪のみで乳房を再建できるＳｔｅｐ‐ＣＡＬですが、すべての方に適応があるわけではありません。この方法が適しているのは、以下のような条件がそろった方になります。

①お腹や脚などの皮下脂肪が十分にある

Ｓｔｅｐ‐ＣＡＬでは通常３回の脂肪吸引と注入を行います。そのつど、２００ml前後の脂肪を注入しますので、あまり痩せている方ですと脂肪が足りません。目安としてはＢＭＩが18以上は必要です。

②切除された乳房部分の組織がしっかり残っている

Ｓｔｅｐ‐ＣＡＬではたくさんの脂肪を生着させなければいけませんので、注入する部分の状態も大切です。この部分がとても薄かったり、傷跡や癒着で状態が悪いと、思ったように膨らませていくことが困難になります。ご自身での判断は難しいので、医師が診察して、これまでの経験から可能かどうか判断していくことになります。

③健側の乳房が大きすぎない

①と②の条件が揃っていても、目標となる健側の乳房があまり大きいとＳｔｅｐ‐ＣＡＬでの再建は難しくなります。理論上は脂肪さえあれば何回でも注入していくらでも大きな乳房が再建できますが、実際は手術回数や費用などの面から、３回程度で再建で

きる大きさまでが妥当といえるでしょう。そのため、A～Cカップ程度の乳房が適応となります。

これらの条件とそのバランスでStep-CALが適しているかどうかを判断していきます。難しい場合は、やはり乳房インプラントを併用したほうが満足のいく仕上がりになるでしょう。

乳房温存後の乳房再建

乳房温存術後の再建は、欠損の位置や程度が人それぞれなため、形や量の調節が可能な皮弁移植（主に広背筋皮弁）で行われるのが主流でした。この方法であれば1回で確実にボリュームアップできるという利点はありますが、やはり皮弁の採取部にきずあとができますし、小さい皮弁でも最低1週間は入院が必要になってきます。

CALは乳房温存術後の陥凹に幹細胞を加えた脂肪を注入することで、変形を改善できます。脂肪を入れて膨らませるのは比較的イメージしやすいですね。温存術後の再建にもCALは他にはない優れた点があります。それは、次の2つです。

①傷が増えず、低侵襲な再建が可能

これまでにも述べてきたように、ＣＡＬはほとんど切開を行わずに、つまり新しい傷を増やさずに再建が可能です。乳房温存術後の場合は特に注入する脂肪の量も多くはないですから、ほとんどの場合で日帰り手術が可能です。ほんの少しのへこみが気になるから治したい、でもそのために1週間以上も入院して大きな傷を作るのは抵抗がある、という方にも再建への一歩が踏み出しやすいのではないでしょうか。

②放射線照射後の組織を改善する効果

乳房温存術は通常、手術後の放射線照射治療がセットになっていますので、たいていの場合、乳房の傷とその周りは固く萎縮した状態になっています。皮膚の色も、茶色に変色してしまっていることもあります。この変化は放射線の影響で起こり、長い間残るものですが、ＣＡＬではそこに脂肪と幹細胞を補充することでこれらの変化からの回復を促す効果が期待できます。固かった部分が柔らかくなったり、皮膚の色が改善したりする方も多くいらっしゃいます。

この効果は他の再建方法では得られないので、乳房温存術後こそＣＡＬでの乳房再建が適しているといえます。

乳房温存術後で変形の程度が強い場合や、傷跡が非常に固い、癒着が強い場合などは一度のCALでは完全に変形が修正できないことがあります。それでも1回目のCALで生着した脂肪とその幹細胞の効果で注入部分の状態は改善していますので、一定の時間をあけてCALを行うと、より健側の乳房に近づけることができます。変形の中でも引きつれが強い場合は同時に瘢痕修正などを組み合わせた治療も可能です。

乳房温存術後のCALを行う時期については、放射線治療後、組織が落ち着いた状態になってからが効果を最大限に発揮できます。最低1年は待ってから治療を開始し、2回目を行う場合は、やはり組織の状態を見て半年から1年はあけて次の治療を行うようにします。

もちろん自分の脂肪ですから、なだらかで自然な手触りの乳房再建が可能です。

これまで見てきたように、CAL乳房再建には、さまざまな優れた特徴があります。改めてまとめてみましょう。

＊自分の体から採取した脂肪、すなわち自家組織のため、脂肪が生着すれば温かく柔ら

かい自然な形の乳房が期待できます。
＊脂肪由来の「幹細胞」を追加した脂肪を注入するので、注入した脂肪の生着率アップが期待できます。
＊放射線治療後でもＣＡＬが可能です。
＊乳房切除術を受けた方も再建が可能です。ひとつは、乳房インプラントと併用してＣＡＬを行う方法です。その場合には、乳房インプラントの周辺にＣＡＬをすることで、自然な形の胸を形成することができます。
＊もうひとつは、何回かＣＡＬをくり返して乳房を自分の脂肪だけで再建するＳｔｅｐ-ＣＡＬ法があります。より自然な乳房が低侵襲で再建できる画期的な方法です。
＊他の医療施設で乳房インプラントなどの乳房再建を行った方にも、乳房インプラント周辺にＣＡＬをすることができます。
＊すでに乳房再建を行った方で、乳房の左右差が気になる方は、ＣＡＬで左右差を調整することができます。
＊独自に開発した注射器で注入を行うので、乳房に新たな傷あとがつきません。
＊入院期間は１泊。手術の内容によっては日帰りも可能です。

＊「幹細胞」を用いた乳房再建について、当院は国税庁が医療費控除の対象と認められています。確定申告をすると、支払った所得税の一部が戻ってきます。

ＣＡＬで再建した乳房の特徴として、「柔らかく、なだらか」であることがまずあげられます。デコルテやワキのほうまでのなだらかな曲線を再現できるのは、狙ったところに少しずつ注入できる脂肪ならではの利点です。「低侵襲で、よりきれいな形」を再現したいなら、ＣＡＬでの再建が望ましいでしょう。最新の再生医療で実現したＣＡＬで、多くの患者さんが笑顔を取り戻してくれたらと願っています。

CAL乳房再建の流れ

〈初診〉

ＣＡＬによる乳房再建を望まれる方は、まず、電話・メールで日時をご予約いただきます。そのうえで初診となります。

初診では、乳がん治療の経過や乳房の状態などを診察して、乳房再建の時期や方法などを十分に時間をかけて、医師から詳しく説明を受けます。もちろん、医師は患者さんの希望や悩みなどもしっかり聞き、アドバイスもします。
ＰＡＲＴ２のところで述べたように、乳がん手術には、乳房切除術（全摘手術）と乳房温存術とがあり、ＣＡＬはどちらの手術を受けた場合も対応できます。乳がん手術とその後の状態によって、再建術を選び、ＣＡＬをどのように取り入れるかなどを決定します。

〈術前検査〉

再建の方針や方法が決まったら、手術に必要な採血、心電図、レントゲン撮影などの検査を行います。必要に応じてマンモグラフィーやＭＲＩなどを行うこともあります。そのうえで、医師から再度、手術についての説明を受けます。

〈手術当日の流れ〉

当日は、あらためて医師による診察を受け、その日の体の状態をチェックします。体の状態が手術を受けて問題がないと判断してから、手術室に向かいます。
手術は、ＣＡＬに精通した形成外科医が執刀にあたります。また、麻酔科医も手術に参加し、患者さんは安心して手術に臨むことができます。脂肪から「幹細胞」を抽出する作業は、その専門技術者が担当します。手術時間は3〜4時間程度かかります。

①脂肪吸引

脂肪を吸引する部位は、脂肪が多い腹部・太もも・腰部などです。脂肪吸引は、直径3ミリ程度の細い吸引管（カニューレ）を用いて行われるので、大きな傷あとはつきません。どの部位からどのくらいの量の脂肪を吸引するかについては、患者さんによって、あるいはどのように乳房を再建するかによって異なります。

診察のときに、医師が患者さんの希望を伺いながら、あらかじめ決めておきます。

②「幹細胞」の抽出

吸引して採取した脂肪組織の一部は、手術室に連結した細胞調整室（Cell processing center/CPC）に運ばれ、「幹細胞」の抽出が行われます。「幹細胞」の抽出工程では、細胞の培養や遺伝子操作はいっさい行われませんので、患者さんは安心して治療を受けることができます。

図⑲ 手術の流れ

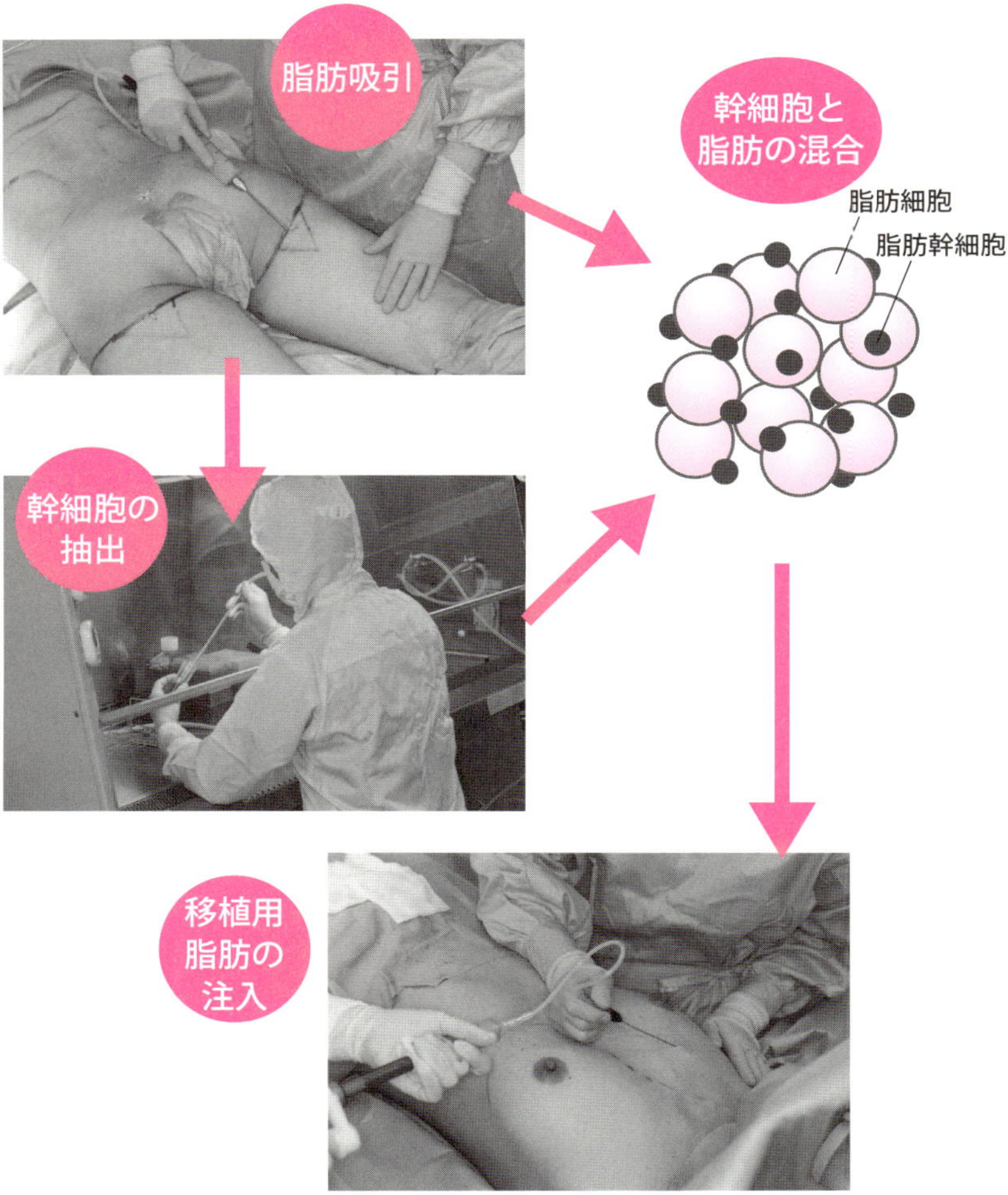

③「幹細胞」と脂肪の混合

抽出された「幹細胞」は、注入する脂肪と混合され、「幹細胞」の密度が高い移植用の脂肪がつくられます。

④移植用脂肪の注入

この「幹細胞」の多い移植用脂肪を、独自開発した脂肪注入専用の注射器を用いて目的とする部位に丁寧に注入移植します。注入のための針穴のあとは、術後、赤く残りますが、時間とともにほとんど消失します。

脂肪組織は１カ所に大量に注入されると、脂肪細胞に栄養が供給されずに死滅してしまいます。特に乳房への注入の場合、細胞が死滅することで、手術後にのう胞やしこりといった後遺症を引き起こす可能性があるため、医師には高度な技術と経験が求められます。

当院はＣＡＬの専門医療機関であり、スタッフも技術と経験を持ったスペシャリストを揃えていて、開設以来、９００例を超える治療成績（２００６年７月〜２０１６年７月）を有しています。

⑤手術後

当院には、患者さんの心身の回復のため、個室の病室があります。麻酔がしっかり覚めるまでゆっくりとお休みいただき、痛みケアを行います。手術の内容により一泊入院、もしくは日帰り手術となります。

〈術後のアフターケア〉

1週間後

再建した乳房をできるだけ圧迫しないようなゆるい衣服を身につけてください。脂肪吸引部はガードルなどで圧迫を続けます。CALは体への負担がそれほど大きくないので、手術の翌日からデスクワークなどを始める方もいます。しかし、1週間はのんびりと過ごすことをおすすめします。

1カ月後

定期的な診察を受けるほか、エンダモロジーによる脂肪吸引部のケアや下着指導なども受けることができます。痛みはほぼなくなり、日常生活の制限はほとんどありません。

3カ月後

再建した乳房の形やサイズが落ち着いてきます。やせたり、太ったりしないように注意が必要です。スポーツなども問題なくできるようになります。また乳房切除術などで乳頭・乳輪を失った場合、その再建を行うことができます。

12カ月以降

移植した脂肪組織が完全に安定しますので、より整った乳房を求める治療を受けられるようになります。例えば、左右の乳房のバランスを取るために、反対側の乳房の豊胸術や縮小術を行うことがあります。

CALの症例集

症例1

42歳　身長152cm　体重49・8kg　BMI21・6

この患者さんは、右乳房の下部にがんができ、乳房温存術とセンチネルリンパ節生検を受けられた方です。また手術後に放射線治療とホルモン療法も受けられています。

乳がん手術を受けられて2年後に、主治医の紹介で受診に来られました。治療としては、大腿の前面から脂肪吸引を行い、乳腺切除部分とセンチネルリンパ節生検をされたワキの部分にCAL脂肪注入を行いました。

乳房温存術を受けられた方の中でも、がんが乳房の下部であった場合は、乳腺の厚みが大きく切除量が増えることからも変形が目立つケースが多くなっています。

この患者さんも手術前は乳腺切除部分の皮膚が癒着して、大きく変形している状態でしたが、CALによって柔らかく自然なシルエットにすることができました。

乳房温存術後　CAL乳房再建

術前

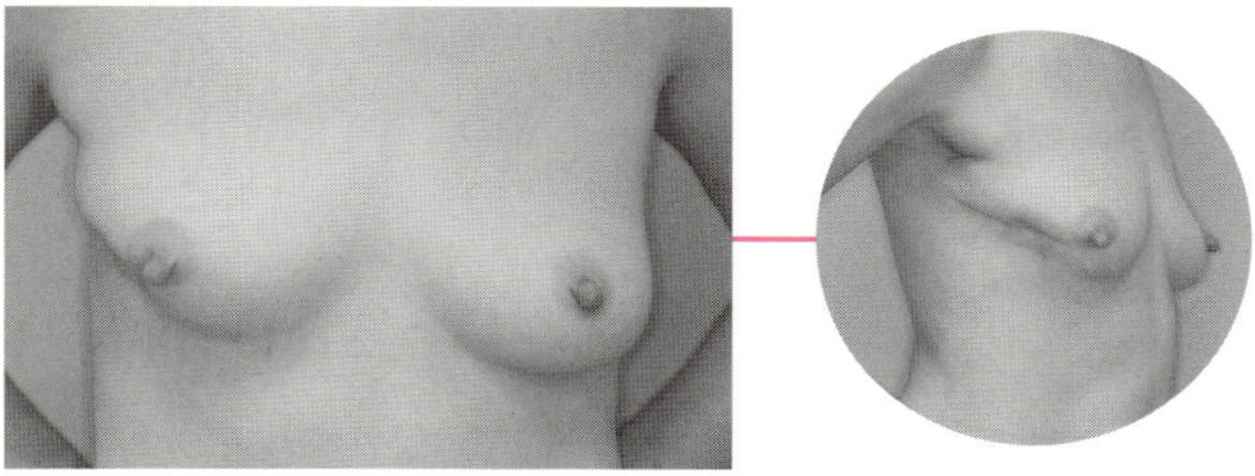

術後

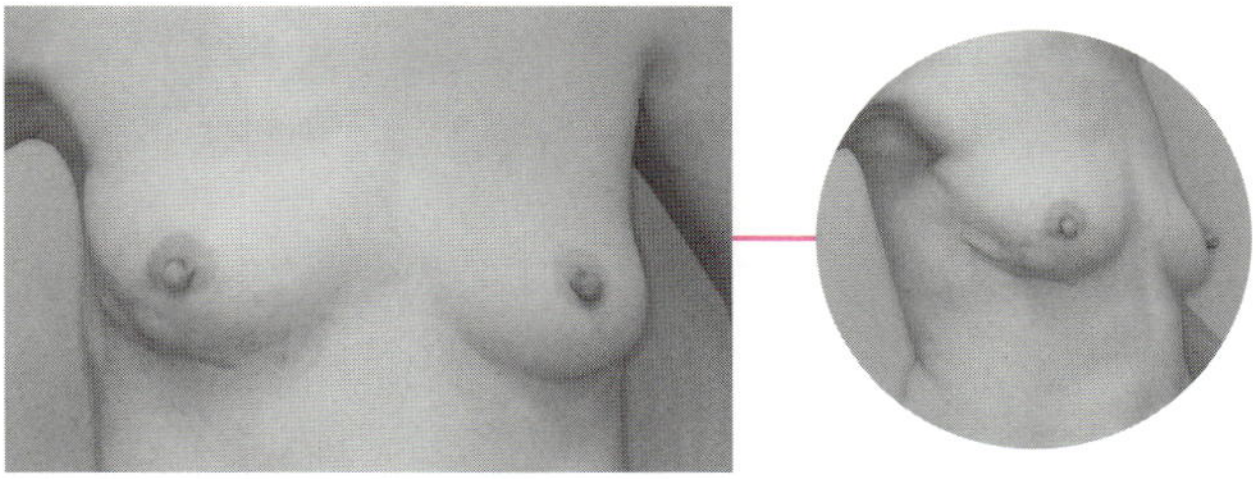

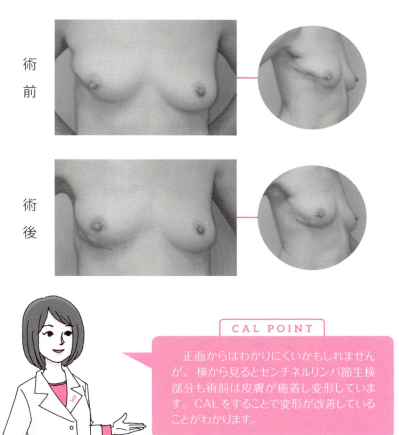

CAL POINT

正面からはわかりにくいかもしれませんが、横から見るとセンチネルリンパ節生検部分も術前は皮膚が癒着し変形しています。CALをすることで変形が改善していることがわかります。

症例2　42歳　身長163cm　体重67・4kg　BMI25・4

この患者さんは、右乳房の2箇所にがんができ、乳房温存術を受けられた方です。また手術前に化学療法、手術後に放射線治療とホルモン療法も受けられています。

乳房温存手術後には、再発リスク軽減のために放射線治療を行うことが多くあります。放射線治療では、正常な細胞もダメージを受けることから、皮膚が硬化し、色素沈着することがあります。放射線治療直後は皮膚の状態が悪く、CALをしても脂肪が生着できないため、1年以上あけて皮膚の状態が落ち着いてから治療を始めます。

この患者さんは、乳がん手術の1年半後に主治医の紹介で当院を受診されました。治療としては、乳腺を切除された乳輪の左右を中心にCAL脂肪注入を行いました。

乳房温存術後　CAL乳房再建

術前

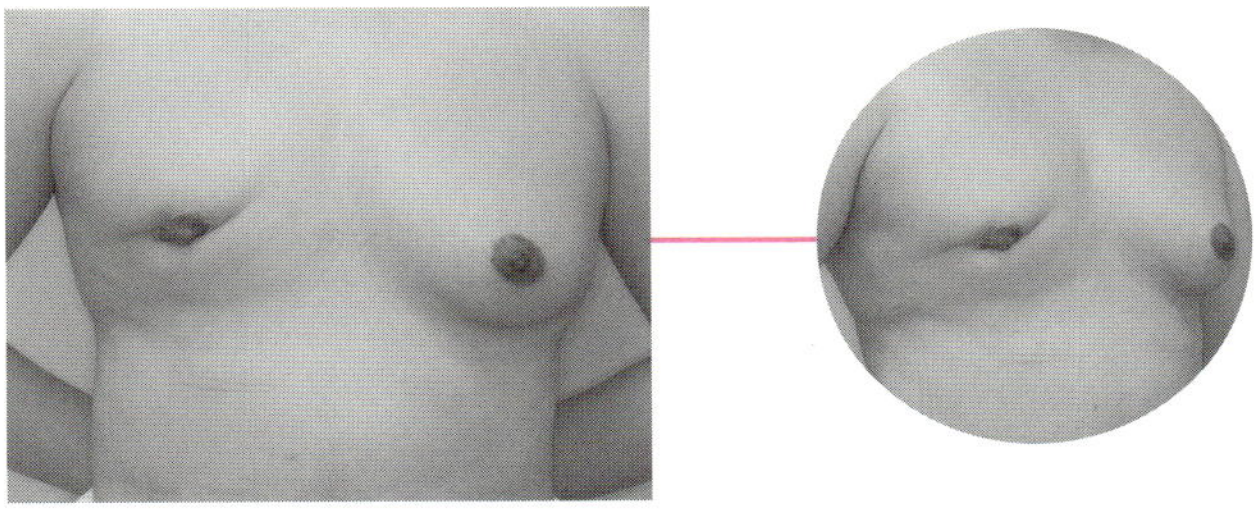

術後

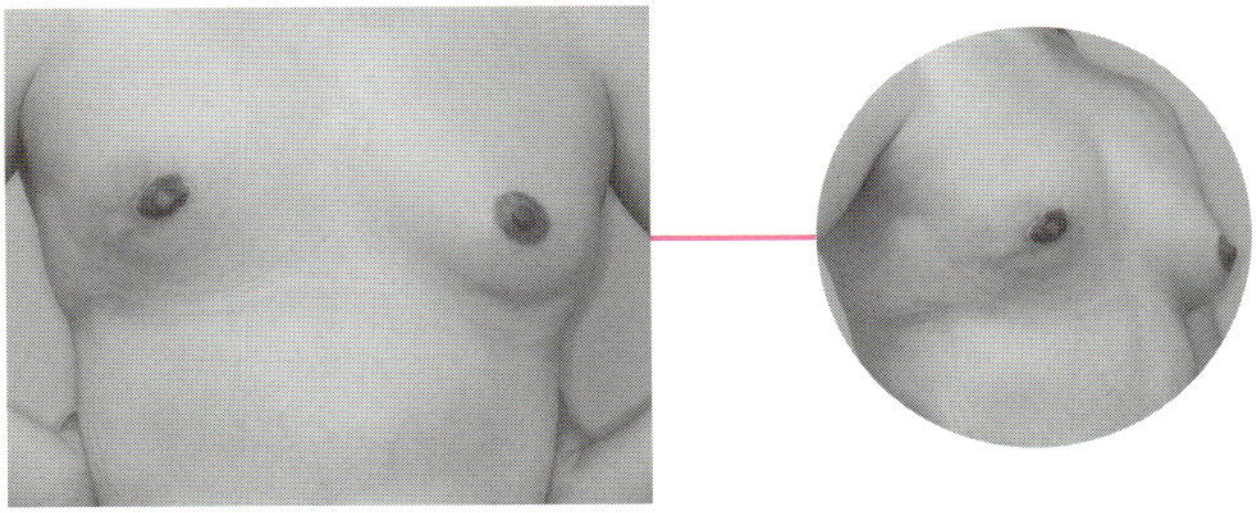

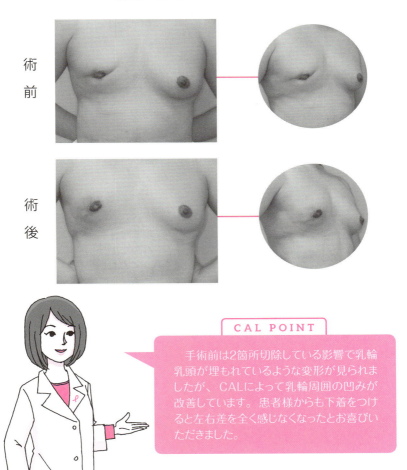

CAL POINT

手術前は2箇所切除している影響で乳輪乳頭が埋もれているような変形が見られましたが、CALによって乳輪周囲の凹みが改善しています。患者様からも下着をつけると左右差を全く感じなくなったとお喜びいただきました。

症例3　43歳　身長151cm　体重41・5kg　BMI18・2

この患者さんは、他の病院で右乳房切除術と腋窩リンパ節郭清を受けられた方です。また手術後に化学療法とホルモン療法も受けられています。

痩せ型の体型の方は、シリコンインプラントのみの再建の場合、リンパ節郭清の後に部分的な陥凹が残ったり、また皮膚が薄い場合にはシリコンインプラントの硬さや冷たさが直に感じられる場合が多くあります。そこでCALを併用することにより、部分的な陥凹の修正や、乳房表面に柔らかみと温かさをプラスできます。来院される前は、人工物を体に入れることに抵抗感を持たれていたこの患者さんも、ご納得いただき、シリコンインプラントとCALを併用する方法で再建されることになりました。

治療としては、まずエキスパンダーの挿入手術を行い、その後エキスパンダーの中に水を入れていくことで徐々に皮膚を伸ばしました。皮膚が十分に伸びた6カ月後に、エキスパンダーを抜去して、小さめのインプラントを挿入し、CALで形を整える手術を行いました。また、左右のバランス調整のために同時に健康な左側の乳房にもCALを行いました。

乳房切除術後　インプラント併用CAL乳房再建

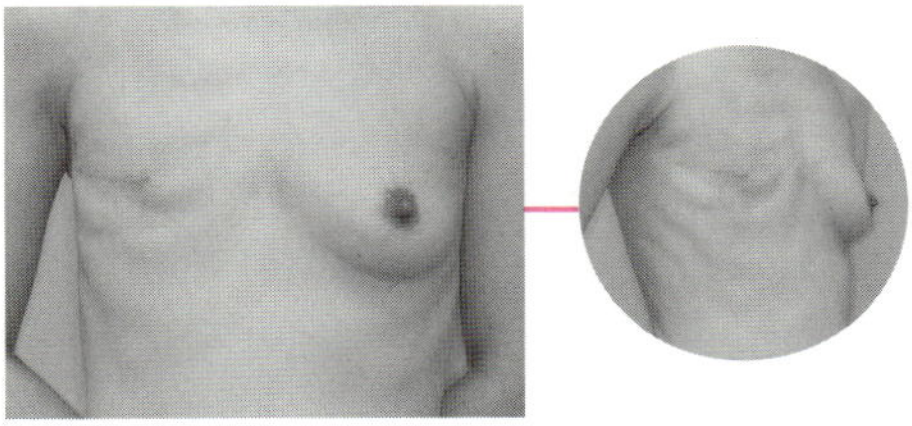

術　前

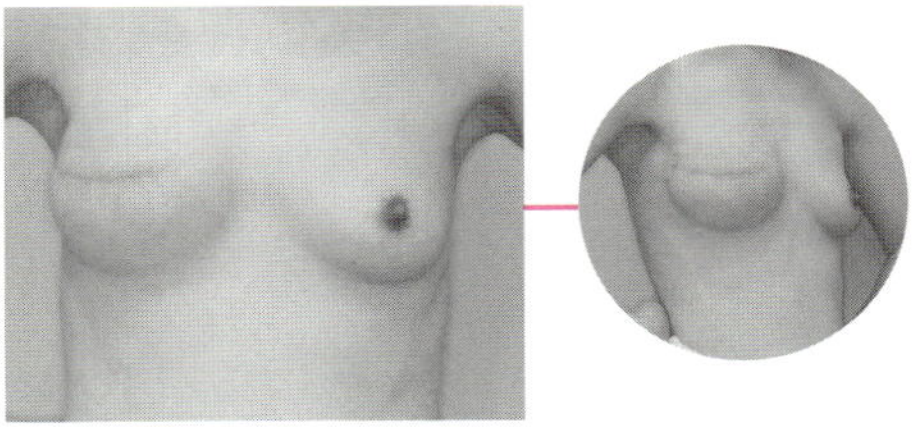

手術１回目

手術内容
エキスパンダー挿入

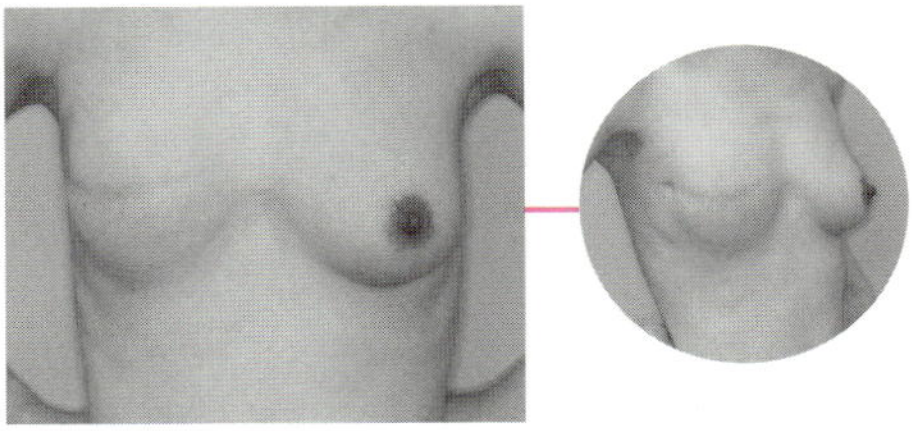

手術２回目

手術内容
インプラント挿入 +CAL
健側豊胸 CAL

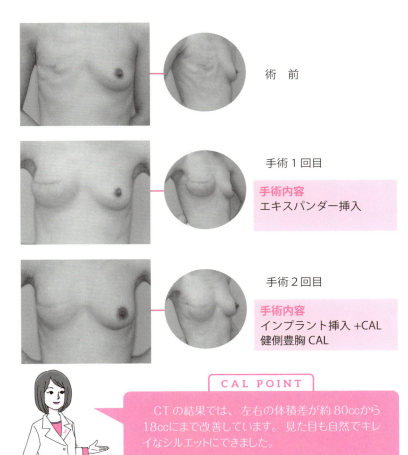

CAL POINT

CT の結果では、左右の体積差が約 80ccから18ccにまで改善しています。見た目も自然でキレイなシルエットにできました。

症例4　61歳　身長152㎝　体重65・2kg　BMI28・2

この患者さんは、右乳房切除術とセンチネルリンパ節生検を受けられた方です。また、手術後に化学療法とホルモン療法も受けられています。

人工物を体に入れることに抵抗を感じておられ、CALのみによる再建を希望されて来院されました。初診の際には、健康な左側の乳房のサイズが大きいこともあり、手術回数が多くかかる場合がある旨を説明しましたが、ご本人の希望でCALのみでの再建にチャレンジすることに決まりました。

この方のように健康なほうの乳房が大きい方の場合は、シリコンインプラントでボリュームの土台をつくり、CALを併用して乳房の形を整える方法や、再建側の乳房はCALをくり返して再建し、健康なほうの乳房を再建側の乳房のサイズに合わせて、乳房縮小術や吊り上げ術を行って調整する方法があります。

実際には、胸周辺の脂肪が多く残っていたことも功を奏して、CAL脂肪注入2回で乳房再建ができ、大変ご満足いただきました。

乳房切除術後　Step-CAL乳房再建

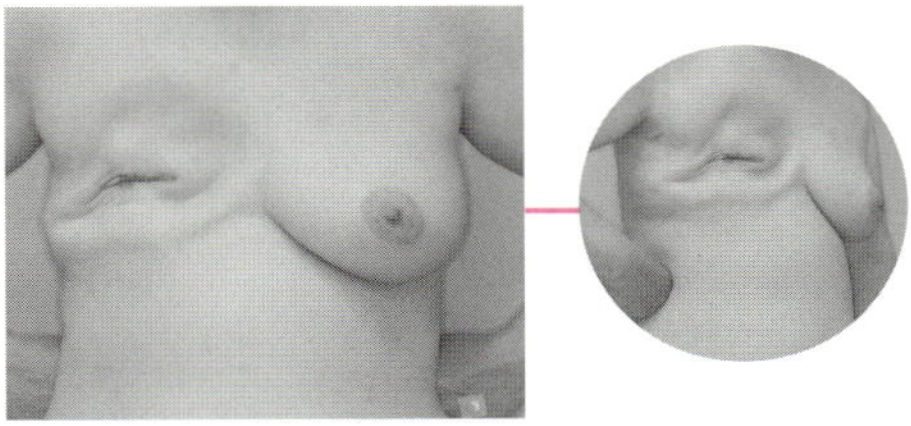

術　前

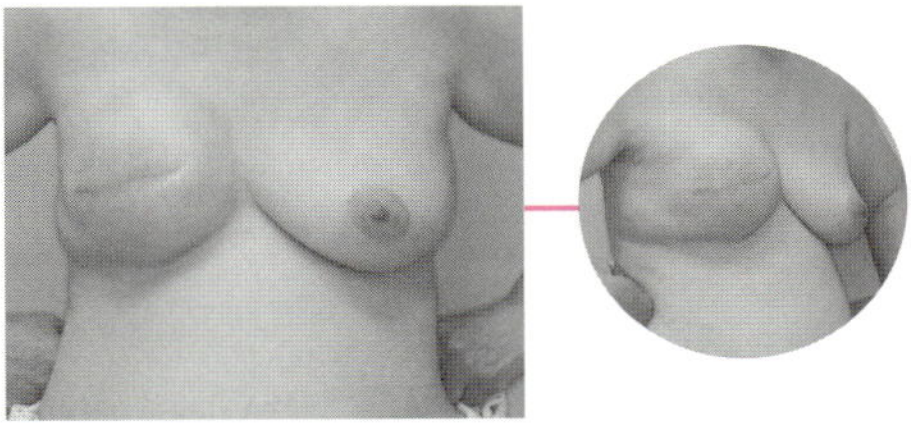

手術 1 回目

手術内容
エキスパンダー挿入

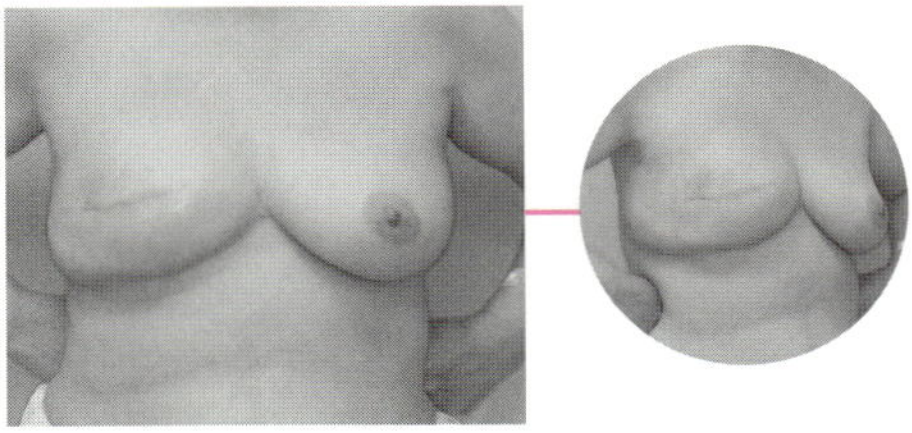

手術 2 回目

手術内容
CAL1 回目
（エキスパンダー挿入中）

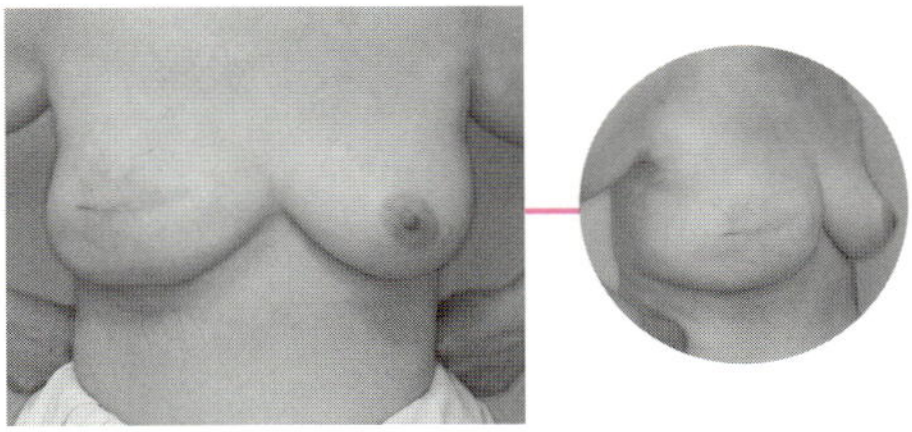

手術 3 回目

手術内容
CAL2 回目
（エキスパンダー抜去）

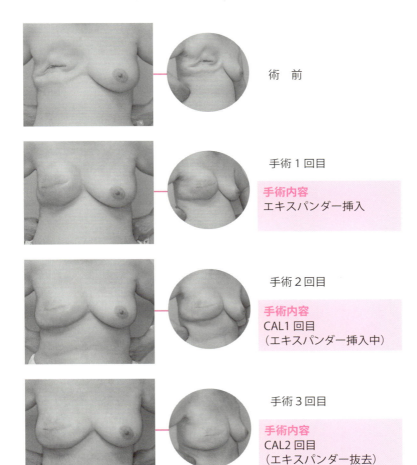

症例5　45歳　身長157㎝　体重64・2kg　BMI26・0

この患者さんは、左乳房切除術と腋窩リンパ節郭清を受けられた方です。また、手術後にホルモン療法も受けられています。

乳がん手術を受けられてから4年後に当院で毎月開催している無料の乳房再建説明会にご参加いただき、再建治療を受けられることになりました。

治療としては、まず皮膚を伸ばすためのエキスパンダーの挿入手術を行い、その後エキスパンダーの中に水を入れていくことで徐々に皮膚を伸ばしました。さらにその後、エキスパンダーの水を減らしてCAL脂肪注入を行う手術を1回、エキスパンダーを抜去し再度CAL脂肪注入を行う手術を1回して、乳房のボリュームを全て脂肪でつくりました。後日、乳頭を皮弁で、乳輪を植皮で再建し、乳頭に医療刺青を行って乳房再建を終了しています。

ボリュームの左右差もほとんどなく、全て脂肪でできているため揺れる自然な乳房ができました。

乳房切除術後　Step-CAL乳房再建

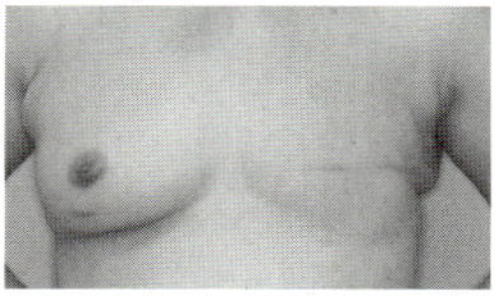

術　前

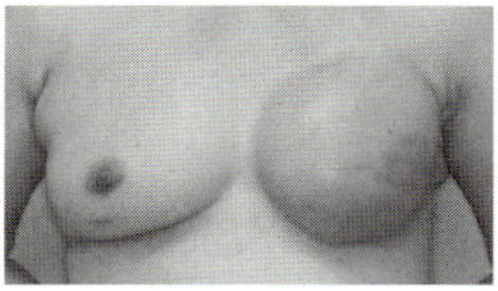

手術 1 回目

手術内容
エキスパンダー挿入

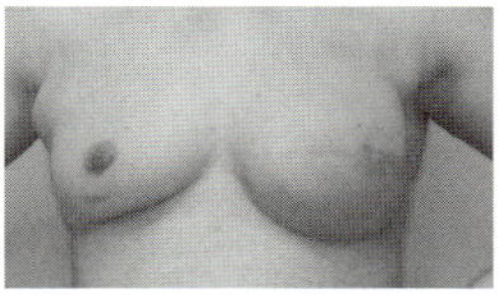

手術 2 回目

手術内容
CAL1 回目（エキスパンダー挿入中）

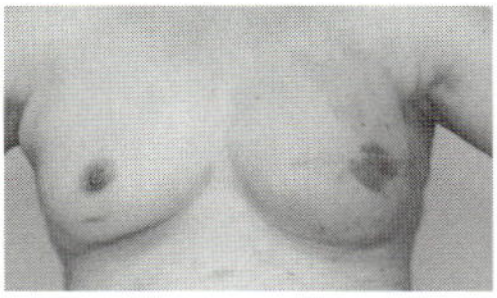

手術 3 回目

手術内容
CAL2 回目（エキスパンダー抜去）

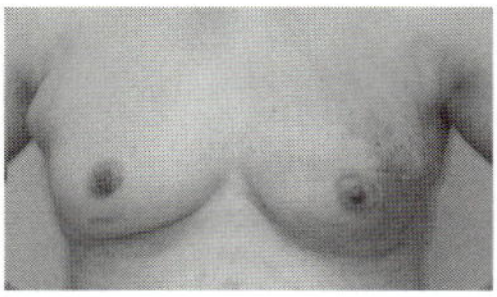

手術 4 回目

手術内容
乳輪乳頭形成

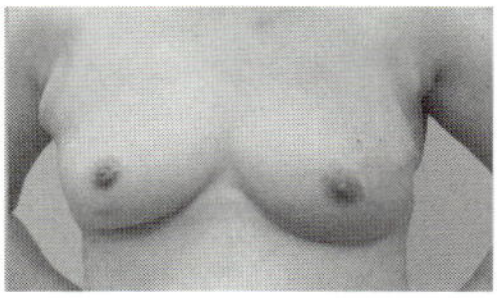

医療刺青

施術内容
乳頭へ医療刺青

症例6　41歳　身長157㎝　体重59・4kg　BMI24・1

この患者さんは、左乳房切除術とセンチネルリンパ節生検、エキスパンダー挿入を同時に受けられた方です。また手術後にホルモン療法、化学療法も受けられています。

初診の際、他院でシリコンインプラントのみで再建を行い、その結果を見て必要であればCALで修正を行うことに決まりました。

その後、他院でシリコンインプラントでの再建手術を受けられ、やはり〝前屈時にできてしまうリップリング〟や〝鎖骨下のインプラントとの境目の陥凹〟が気になるということでCALによる修正を希望されました。

シリコンインプラントはそのままに、鎖骨下の陥凹を重点的に、また乳房全体にCAL脂肪注入を行いました。CALを追加することで、インプラントとの境目がなだらかになり自然なシルエットに整えることができました。乳輪乳頭はまた他院で再建されています。

他院インプラント再建後　CAL乳房再建

術前

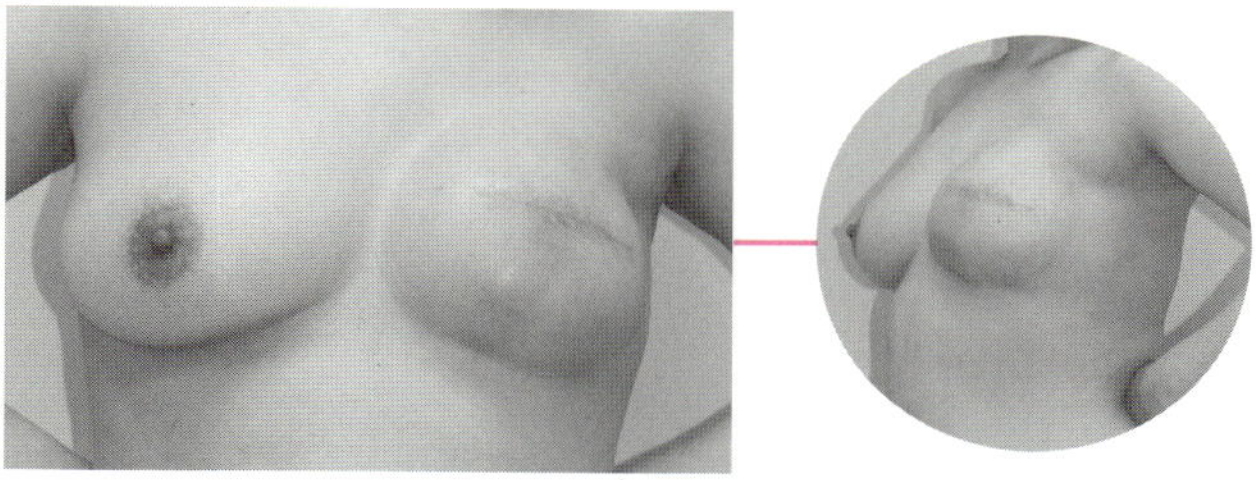

術後

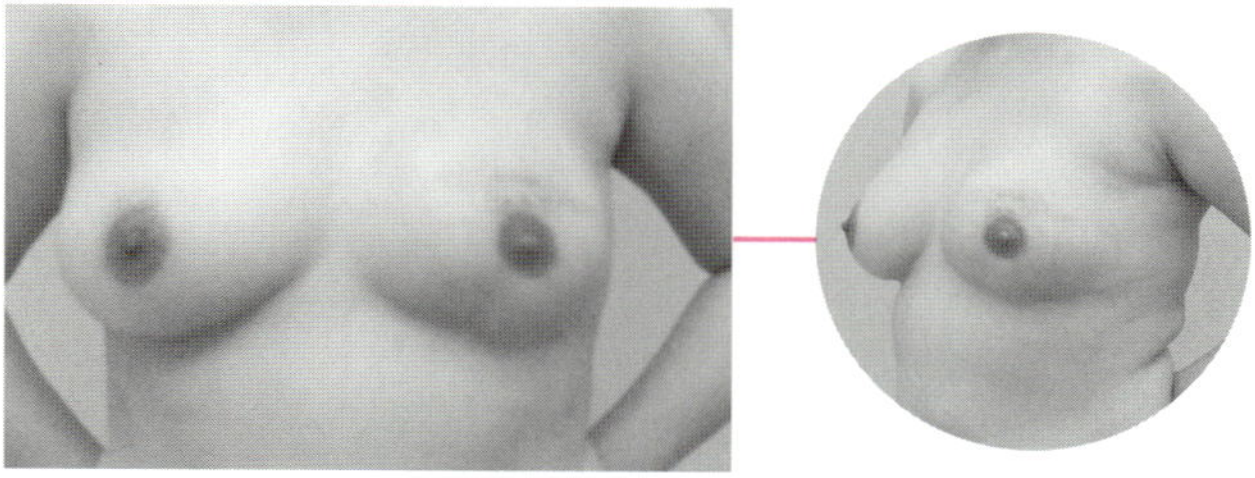

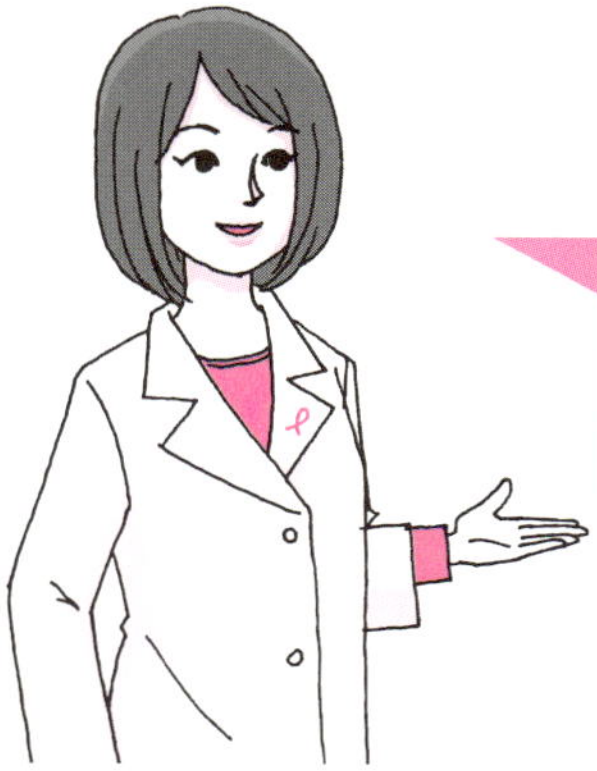

CAL POINT

最近はインプラントが保険適用になったこともあり、インプラントのみで再建をしてその結果を見てからの部分的な修正にもCALをご活用いただいています。

症例7 62歳 身長153㎝ 体重53・9kg BMI23・0

この患者さんは、右乳房切除術と腋窩リンパ節郭清を受けられた後、他の病院で広背筋皮弁とシリコンインプラントを併用して再建手術を受けられた方です。

再建後の形がキレイでなく、また手触りも固く、鎖骨下の陥凹ももっと自然な形にしたいと希望されて来院されました。まずインプラントを抜去し、エキスパンダーを挿入すると同時にCAL脂肪注入をする手術を行い、次の手術でエキスパンダーを抜去し、小さめのシリコンインプラントでボリュームの土台をつくると同時に再度CAL脂肪注入を行い、乳房のボリュームをつくりました。

その後、乳頭を皮弁で、乳輪を植皮で再建すると同時に少量の脂肪注入で広背筋皮弁との境目に残っていた陥凹を修正し、最後に健康な左側の乳房に吊り上げ術を行い、左右のバランスを整えて乳房再建を終了しています。シリコンインプラントを併用して再建する際は、健康な側の乳房に吊り上げ術を行うことで左右のバランスを整えて、若々しくキレイなシルエットにできます。最近は「痩せたね」とよく言われるそうで、キレイな乳房が手に入るだけでなくスタイルアップもできたとお喜びいただきました。

他院広背筋皮弁＋インプラント再建後　Step-CAL乳房再建

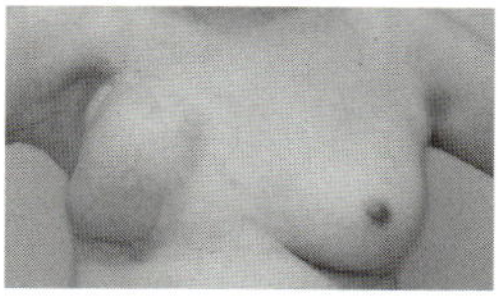

術　前

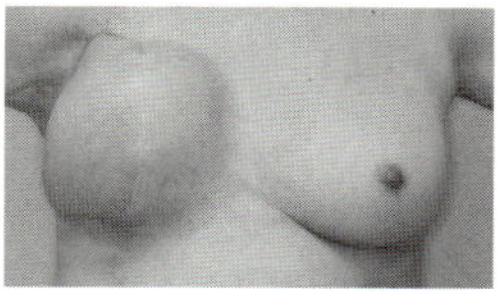

手術 1 回目

手術内容
シリコンインプラント抜去
エキスパンダー挿入＋ CAL1 回目

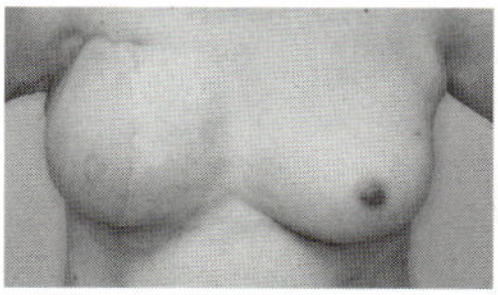

手術 2 回目

手術内容
シリコンインプラント挿入＋ CAL2 回目
（エキスパンダー抜去）

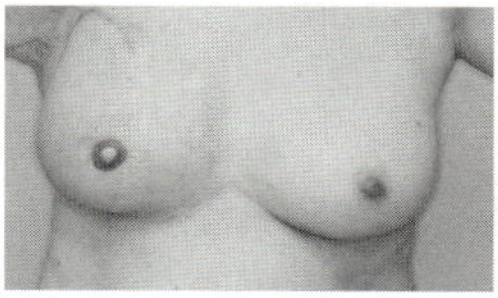

手術 3 回目

手術内容
乳輪乳頭形成＋脂肪注入 3 回目

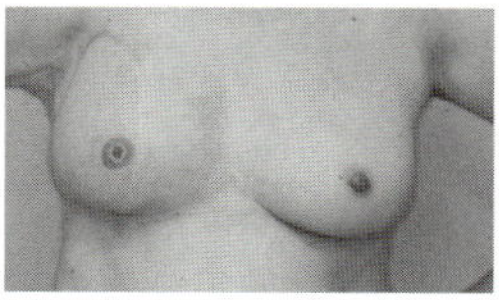

医療刺青

施術内容
乳頭へ医療刺青

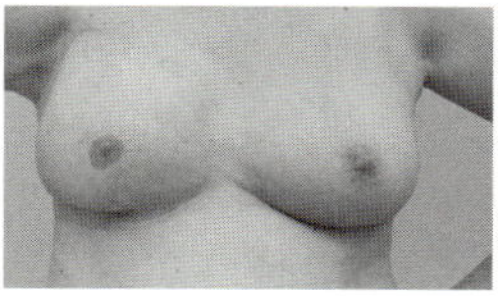

手術 4 回目

手術内容
乳房吊り上げ術（健側）

Q&A 乳房再建の疑問にお答えします！

Q1 乳がんの手術後、どれくらい経てば再建できますか？

乳房再建は行うタイミング（時期）によって、乳がんの手術と同時に行う「一次（同時）再建」と、乳がんの手術後しばらくして行う「二次（待期）再建」という分類の仕方があります。また、再建のやり方によって、再建の手術を1回で行う「一期再建」、胸の皮膚を伸ばすエキスパンダー（組織拡張器）を用いて2回に分けて行う「二期再建」という分け方もあります（詳しくはPART2参照）。

乳房切除と同時に再建を行う場合（一次再建）もありますが、乳房切除術（全摘手術）後に再建をする場合（二次再建）は、切除手術による傷が癒えて皮膚に柔軟性が戻ったほうが再建がやりやすく、そのために通常3～6カ月かかります。

さらに、乳房インプラントによる再建をする場合は、1回目でエキスパンダーを挿入し、6カ月以上待って皮膚が十分に伸びてから、2回目の手術で乳房インプラントに入れ替えることになります（二期再建）。自家組織再建の場合は、切除手術と同時に再建もできますし、エキスパンダーを用いて二期再建をすることもできます。

全体的にいえば、切除手術後6カ月〜1年くらい経つと再建が可能で、その後は何年経っても再建することができます。乳房再建の時期は、病状や乳がん手術の方法、仕事や家庭環境、患者さんの希望なども関係し、患者さん一人ひとり違います。再建術を依頼する形成外科医にくわしく説明を受けることが大切です。

Q2 温存手術後、放射線治療をしていますが、再建は可能ですか？

乳房温存手術後には放射線治療が併用されますが、放射線治療を受けても乳房再建はできます。ただし、放射線治療を受けると、放射線を照射した部分の皮膚が硬く萎縮したりするので、そうした皮膚のダメージが落ち着いてからになり、放射線治療後1年以上あけてから行うのが普通です。それは、ＣＡＬを用いた再建でも同じです。

Q3

化学療法やホルモン治療を受けていても、乳房再建は可能ですか？

乳房再建は原則として、化学療法が終了して抗がん剤の副作用が落ち着いてから行います。ホルモン療法中の方は、ゾラデックスやリュープリンの皮下注射やノルバデックスなどの内服中も原則として乳房再建は可能ですが、主治医とよく相談してください。

Q4

乳房再建を受けた場合、がん再発の発見に支障はないでしょうか？

基本的に、乳房インプラント再建、自家組織再建、CAL再建でも、がんの再発発見に支障が出るということはありません。

かつて、乳房インプラント再建や一般的な脂肪移植術では、マンモグラフィー（乳房X線撮影）検査での乳がんと脂肪の石灰化の判別が難しいとされていました。

しかし最近では、マンモグラフィーの装置の進歩と乳腺外科医の診断技術の向上によって、その判別ができるようになっています。また乳がんの検査には、マンモグラフィー以外にエコー（超音波）検査やMRIなどいろいろな検査法が発達し、多岐に検査できるので、再発の発見が遅れることもまずありません。

Q5 乳房インプラント再建を受けたあとでも左右差を調整できますか？

ＣＡＬによる乳房再建では、ボリュームが不足している部位に必要な量の脂肪を注入移植することができます。したがって、乳房インプラント再建を行った後、乳房の左右差が気になる方は、乳房インプラント周辺にＣＡＬ移植用脂肪を注入することで左右差を調整でき、自然な形のバストがつくられます。

Q6 ＣＡＬ乳房再建で脂肪を採取・注入する際、傷あとは残るでしょうか？

脂肪を吸引（採取）する部位は、脂肪が多い腹部・太もも・腰部のいずれかで、そこに直径3ミリ程度の細い吸引管（カニューレ）を挿入して行います。そのため、通常、採取部位の皮膚を5ミリほど切開しますが、3カ月ほど経てば、傷あとは少し色がついている程度で、ほとんど分からなくなります。

また、目的とする部位に移植用脂肪を注入する際は、独自に開発した脂肪注入専用の注射器を用いて行われます。術後、注入した部位に針穴のあとが赤く残りますが、それも時間とともに徐々に消えていきます。

Q7

乳房再建と同時にボリュームアップすることは可能でしょうか?

CALと乳房インプラント再建を組み合わせれば、乳房再建と同時に健康な側の乳房にも必要な量の脂肪を注入してボリューム不足を補い、左右差のないボリュームのある乳房をつくることができます。下垂ぎみの乳房は、吊り上げ術（乳房の上部の皮膚を切開し、縫い合わせることで全体を吊り上げる手術）などで形を整えることができます。

Q8

CALを用いた乳房再建で痛みの程度や期間はどのくらいですか?

個人差はありますが、脂肪を吸引した部位に強い筋肉痛のような痛みが数日から1週間程度続くことがあります。脂肪を注入した部位も、腫れや痛みが4〜5日続くことがありますが、徐々に解消されていきます。

Q9

再建後の乳房のケアは、どのような点に注意すればいいですか?

皮弁法による自家組織再建では、通常2〜3週間の入院が必要になり、乳房インプラント再建では入院は1〜5日くらい、医療施設によっては日帰りもできます。入院している間は、病院のケアを受けることができますが、退院後は、自宅で適切なケアを行う必要があります。大切なことは、再建した乳房やドナー部（皮弁などを採取する部位）などに痛みや腫れといった異常が現れた場合は、自己判断しないで、必ず主治医に相談することです。

個人差はありますが、術後の早い段階では、再建した乳房は全体に硬く、組織もまだ不安定です。したがって胸をできるだけ圧迫しないような姿勢を取り、ゆるい下着や衣服を着用し、安静にしてください。

乳房インプラント再建やCAL再建では、手術の翌日から事務や家庭内の軽い作業をしてもかまいませんが、本格的な仕事などは1週間してから始めることをおすすめします。入浴は術後1週間はひかえますが、シャワーは手術翌日から浴びてかまいません。自家組織再建の場合は、退院後1週間くらいしてから軽い作業から始めて、徐々に体を動かしていきましょう。

再建術後1カ月くらいすると、診察を受けて経過を確認するほか、その後の生活の注意点などのアドバイスを受けます。このころから、下着や衣服も普通のものでよくなり、日常生活の制限はほとんどなくなります。乳がん手術後と同様、再建後はいつまでも安静にしているのではなく、徐々に体を動かして、状態が安定したら積極的に運動などをするほうが回復が早くなります。

ただし、自家組織再建の場合は、ドナー部の安静や圧迫が必要なこともありますので、主治医に確認してください。3カ月経つと、いずれの場合もスポーツなどができるようになります。

また、退院後のケアとして、傷あとができるだけきれいに治るようにすることが大切です。傷の治りが遅い体質やケロイド体質の人では、傷あとが赤く盛り上がってくることがあるため、その予防策として、術後3カ月間ほど、傷あとに皮膚に刺激を与えないテープ（サージカルテープ）を貼り、2~3日ごとに貼り替えます。テープで皮膚にかゆみなどが出る人は、テープ貼りを中止し、主治医と対応を相談します。

再建後のケアについては、主治医やケアアドバイザーにしっかり聞きましょう。

Q10 下着はどのようなものを選べばいいでしょうか？

乳がんの手術後、傷あとの回復に合わせて下着を選ぶように、再建術後も患部の状態や回復に合わせて下着を選びましょう。

特に自家組織再建では、乳房インプラント再建に比べて傷あとが大きいので、手術後1カ月ほどは、乳房を圧迫しないゆるいブラジャーを着用します。素材がソフトな胸帯などがおすすめです。皮弁などを採取するドナー部が腹部やお尻である場合は、ショーツも柔らかなゆるめのものを着用しましょう。そして、2カ月目に入ったら、ノンワイヤーのブラジャーを着用し、3カ月目くらいで乳房の形や大きさが落ち着いてきたらワイヤー入りのブラジャーを着用してもよいでしょう。

乳房インプラントとCALを用いた再建では、傷あとが小さく回復も早いので、下着の切り替えも早めになります。術後1週間ではゆるいブラジャーを用い、CALの脂肪吸引部には弾性ストッキングを使用する場合もありますが、術後1カ月くらいで、弾性ストッキングの使用を止めるほか、ワイヤー入りのブラジャーの着用もできるようになります。

おわりに

『もっと願いをかなえる乳房再建』を手に取っていただきありがとうございます。

本書では乳房再建について、今現在で一般的な方法を説明し、さらに最近話題となっている、「幹細胞」を使った脂肪注入の方法についても触れています。乳がんと告知されて悩んでいる方、手術を終えて乳房の喪失感をお持ちの方に、乳房再建を知ってもらうきっかけとなればと思い、なるべく分かりやすい内容となるよう思い砕きました。

日本では乳がんの検診率が3割程度と、まだまだ低い現状にあります。乳がんにしてこの状況ですから、その先にある乳房再建に関してはあまり知らない方も多く、乳がんの手術後に変形が気になっていても、知識がないゆえにやってみたいと思うところまで至らないことも多いのではないでしょうか。

患者さんの中には、「乳がんの手術前には乳房再建のことを知らなかった」、「外科の先生に聞いても分からないといわれた」とおっしゃる方が少なくありません。これは医療側からもっと発信していかなくてはと思い、書籍化に至り、さらに最新の治療をご紹介すべく今回の改定となりました。乳房再建とはどのようなもので、どれくらいの負担があり、成果が期待されるものなのか、なるべく多くの人に知ってもらって、ご自身の意思で選択をしていただきたいのです。

ときどき、患者さんから「先生だったらどの方法を選びますか？」と聞かれます。それぞれの方法にメリット、デメリットがあり迷うためこのような質問が出るのだと思いますが、そのたびに私も考えてしまいます。

そしてその答えはこれまでも変化してきています。そのときの年齢、仕事、家庭、経済状況、そしてできあがりの乳房……各方法をよく知っているからこそ悩むということもありますね。大体は、そのときに自分がたくさんやっている方法がいいと思っているのですが、それはこれからも変わっていくかもしれません。

つまり、どの方法がその人のベストかは違うわけです。そしてどの方法を選んでも、患者さんと再建外科医がお互いに信頼し合って努力を重ねれば、満足な結果が得られると思います。

実際、これまでの診療の中で患者さんに教えていただくことがたくさんありました。

一緒に泣いたり笑ったりしながら、治療を終えて最後に「先生にやってもらって良かった」という言葉をいただいたときは本当に嬉しく、ただただ感謝とさらなるやる気がこみ上げてきます。

最後に、ＣＡＬの基礎をおつくりになられた自治医科大学附属病院形成外科の吉村浩太郎教授、当院名誉院長であり私の形成外科人生の師である杏林大学医学部付属病院形成外科の波利井清紀教授（東京大学医学部付属病院形成外科名誉教授）を始め、これまでご指導いただいた諸先生方、当院のスタッフのみなさん、本書をつくるのに尽力してくださった現代書林の川原田修さん、相根正則さん、堺ひろみさん、和田真理さんにお礼を申し上げます。

改訂新版《かいていしんばん》　もっと願《ねが》いをかなえる乳房再建《にゅうぼうさいけん》

2016年9月29日　初版第1刷

著　者 ―――――― 辻《つじ》 直子《なおこ》
発行者 ―――――― 坂本桂一
発行所 ―――――― 現代書林
〒162-0053　東京都新宿区原町3-61 桂ビル
TEL／代表　03(3205)8384
振替00140-7-42905
http://www.gendaishorin.co.jp/
本文イラスト・図版 ―― 宮下やすこ

印刷・製本：広研印刷(株)
乱丁・落丁本はお取り替えいたします。
定価はカバーに表示してあります。

ISBN978-4-7745-1592-2 C0047